Solve et coagula

Hans-Josef Fritschi

Solve et coagula

Grundzüge einer lebenskundlichen Spagyrik

Band 1

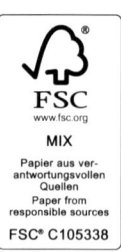

Bibliografische Information der Deutschen National-bibliothek: Die Deutsche Nationalbibliothek verzeichnet diese Publikation in der Deutschen Nationalbibliografie. Detaillierte bibliografische Daten sind im Internet unter http://dnb.d-nb.de abrufbar.

Impressum:
© 2013 Hans-Josef Fritschi
Herstellung und Verlag: Books on Demand GmbH, Norderstedt
ISBN 978-3-8482-2439-5
Coverfoto: Mikroskopisches Kristallbild der Spagyrik-Essenz von Aesculus hippocastanum (Rosskastanie)
© Hans-Josef Fritschi

Inhalt

Vorwort 9
Einleitung: Die Angst des Kartenhauses vor dem Zusammenfallen 13

Teil 1 – Die Idee

Solve et coagula –
Der spagyrische Imperativ 20
  Ursprung und Wurzeln 23
  Gift und Balsam 25
  Chaos und Ordnung 26
  Prozess und Spagyrik 28
Prima materia –
Das schöpferische Chaos 33
  Chaos in der Naturwissenschaft 36
  Chaos in der Psychologie 37
  Chaos in der Spiritualität 38
  Chaos in der Biographie 40
Metamorphose –
Die Dynamik der Wandlung 43
  Metamorphose und Spagyrik 44
  Metamorphose und Energie 45
Quintessenz –
Die höhere Ordnung 48
  Quintessenz als Substanz 49
  Quintessenz als Metamorphoseziel 50

Quintessenz als Arkanum	52
Loslassen und Neuwerden – Eine Zusammenfassung	55

Teil 2 – Der Weg

Die vier Stufen des spagyrischen Prozesses	60
I. Putrefactio	63
Der Prozess	64
Das Potenzial	67
Der Schatten	69
Die Hilfe	71
Übersicht	73
II. Sublimatio	74
Der Prozess	75
Das Potenzial	78
Der Schatten	80
Die Hilfe	82
Übersicht	84
III. Calcinatio	85
Der Prozess	86
Das Potenzial	89
Der Schatten	92
Die Hilfe	95
Übersicht	97
IV. Conjunctio	98
Der Prozess	99
Das Potenzial	101
Der Schatten	104
Die Hilfe	108
Übersicht	113

Caput mortuum – die chironische Wunde	114
Die Kirsche und ihr Stein	115
Die Zwangsjacke des Erfolgs	117
Der Sinn im Scheitern	119
Scheitern im spagyrischen Prozess	121
Die Kreation von Wirkbildern	125
Vom Rückblick zum Ausblick	128
Der Autor	133
Literatur	134

Vorwort

Seit einigen Jahren trifft man in Veröffentlichungen und Büchern, Seminaren und Fortbildungen zur Ganzheitsmedizin immer öfter einen lange Zeit nur Insidern bekannten Begriff: Spagyrik. Mittlerweile dürfte es sich im Kreise von Alternativmedizinern und esoterischen Heilern herumgesprochen haben, dass es sich hierbei um eine alte Form der Medizin handelt, die auf die Alchemie zurückgeht, und dass kein Geringerer als Paracelsus ein großer Vertreter der Spagyrik war. Manche glauben sogar irrtümlich, er sei deren Erfinder gewesen. Wenn es noch heute Arzneimittel gibt, die der große Paracelsus einst anwandte und damit an Wunder grenzende Heilerfolge gehabt haben soll, dann darf die Spagyrik keinesfalls nur eine Randerscheinung im Reigen der modernen naturheilkundlichen, alternativen, biologischen und ganzheitlichen Therapien spielen. So ist es verständlich, dass Spagyrik mittlerweile zu den „bewährten Verfahren" in der außerschulischen Medizin gezählt wird, und dass immer mehr Naturheilärzte, Heilpraktiker und Heiler sie anbieten.

Aber die Spagyrik hat ein Problem. Als eigenständiges und klar definiertes Heilverfahren gibt es sie eigentlich gar nicht. Wer den Markt der angebotenen spagyrischen Arzneimittel genauer untersucht, der wird schnell feststellen, dass die Mittel meist sehr unterschiedlicher Art sind. Und nicht nur die Mittel, auch die damit verbundenen Theorien, Ansichten und Vorgehensweisen. Das liegt daran, dass die Spagyrik von niemandem „erfunden" wurde und es keine einheitliche Lehre der Spagyrik gibt. So haben sich im Laufe der letzten Jahrhunderte (und vor allem in der ersten Hälfte des 20. Jahrhunderts) sehr verschiedene spagyrische Systeme entwickelt. Einige konzentrieren sich auf die traditionellen Schriften aus der Alchemie und fußen auf einem alchemistischen Weltbild vergangener Zeiten. Andere sehen eher pragmatische Querverbindungen zu verwandten Heilweisen wie Pflanzenheilkunde oder Homöopathie. Nicht selten werden für die Spagyrik humoralmedizinische Denkmodelle herangezogen. Teilweise geht man auch ganz andere Wege und verlässt die Strenge überlieferter Anschauungen zugunsten einer neomagischen „Patchwork-Esoterik". Und so manchem dient die Spagyrik als Ausgangspunkt für die Erschaffung eigener und neuartiger Therapieverfahren.

In diesem Buch geht es um spagyrische Pflanzenessenzen. Man behauptet, sie gingen auf den Spagyriker Carl-Friedrich Zimpel (1801 – 1879) zurück. Das jedoch ist falsch. Sie haben ihren

Ursprung vermutlich in viel älteren Schriften. In der heutigen Form gibt es sie fast einhundert Jahre, und das zugrunde liegende Herstellungsverfahren ist Bestandteil des Homöopathischen Arzneibuches (HAB, Vorschriften 25/26, „spag. Zimpel"). Dabei werden die Pflanzen durch einen komplexen alchemistischen Prozess des schrittweisen Ab-, Um- und Aufbaus geführt, an dessen Ende die „Quintessenz" der Pflanze steht, die als Heilmittel angewandt wird.

Bisher wurden diese Spagyrik-Essenzen ausschließlich nach den bekannten therapeutischen Beziehungen zur Pflanzenheilkunde, Aromatherapie und Homöopathie eingesetzt. Damit ist das Spektrum der Einsatzmöglichkeiten aber noch längst nicht erschöpft. Neben diesen medizinischen Anwendungen gibt es für die Mittel mittlerweile solche, die die biographische Situation eines Menschen in den Vordergrund rücken und gezielt ansprechen sollen. Dazu werden bestimmte Spagyrik-Essenzen mit grundlegenden Lebensthemen in Verbindung gebracht. Ziel ist es, durch den Einsatz der Essenzen im Menschen eine Resonanz auszulösen, die ihm einen Impuls vermittelt, eine belastende Lebenssituation im Sinne einer ganzheitlichen Reifung und Weiterentwicklung zu bewältigen. Hiermit wird die Spagyrik durch einen lebenskundlichen Aspekt erweitert.

Dieses Buch beschäftigt sich mit Gedanken und Überlegungen, die die Wirkung von Spagyrik-Essenzen in lebenskundlicher Hinsicht erklären können. Es liefert erste eigenständige Ansätze, den Grundsatz, dem alle spagyrischen Systeme verpflichtet sind – dem „Solve et coagula" –, im Sinne von Lebenskunde, Lebenshilfe, Spiritualität und Biographiearbeit neu zu deuten und zu entwickeln. Mein Wunsch ist es, dass sich auf Basis dieses Modells immer mehr spagyrische Pflanzenessenzen als Begleiter auf dem individuellen Lebensweg der Menschen zu erkennen geben und hilfreich genutzt werden können.

Die Angst des Kartenhauses vor dem Zusammenfallen

Die Entrüstung war echt. „Warum nur tut ihr das der Pflanze an?", fragte er mich vorwurfsvoll. „Kann denn wirklich eine heilkräftige Essenz entstehen, wenn man die Heilpflanze derart zerstört?" Er meinte die spagyrischen Pflanzenessenzen, zu deren Gewinnung das Pflanzenmaterial fein zerkleinert und dann vollständig vergoren wird, ehe eine Destillation folgt und man schließlich auch noch den Rückstand verbrennt und verascht. Ein Beispiel sollen wir uns nehmen an den alten Druiden, so sagte er. Die haben ihre Misteln mit Goldsicheln abgeschnitten und sie mit weißen Tüchern aufgefangen, auf dass sie ja nicht mit dem Schmutz der Erde in Berührung kämen. Oder an Edward Bach, dessen Blüten man noch heute vorsichtig mit einem Tuch zwischen den Fingern pflückt, damit sie nicht mit der Unreinheit der menschlichen Haut konfrontiert würden. Was da hingegen die Spagyrik mache, sei doch barbarisch. So zerstöre man alle Heilkräfte. So entweihe man ein Lebewesen.

Nach dem ersten Schlucken sah ich mich gezwungen, hierauf eine Antwort geben zu müssen. Nur welche? Hatte der Mann doch eigentlich recht. Subtile pflanzliche Heilkräfte zerstört man durch so ein Vorgehen. Kann ich dieser Tatsache widersprechen? Nein, kann ich nicht. Und noch ehe ich meine Worte zu einer Antwort sortieren konnte, kam von der Seite der zweite Vorwurf.

Eine junge Frau, wohl gerade der Pubertät entwachsen, wies mich darauf hin, dass es doch auch spagyrische Herstellungsverfahren gebe, die auf so destruktive Prozesse wie das Vergären oder Destillieren bewusst verzichten, weil hierdurch fast alle therapeutisch relevanten Stoffe zerstört würden. Das alles mache doch keinen Sinn. Ein weiteres Schlucken brachte mich einer schnellen Antwort nicht näher.

Aus der Distanz betrachtet: Wie widerlegt man solche Einwände? Am besten gar nicht. Denn sie lassen sich nicht widerlegen. Es gibt nur eines: mit den Fragenden zusammen eine Treppe höher gehen (oder tiefer, wie man es sehen will). Und auf dieser anderen Ebene treffen wir zunächst auch eine andere Frage: Will die Spagyrik die in der Pflanze angelegte, in ihr schlummernde, subtile Heilkraft herauslösen und ohne jegliche äußere Beeinflussung in ein Trägermedium imprägnieren, so wie es z.B. die Bach-Blütentherapie macht? Auch wenn man es anders sehen kann, so möchte ich die Frage hier doch verneinen. Oder will sie die, den Stoff benötigende, Heilkraft durch ihre Prozesse verstärken? Auch hier sage ich einmal ein Nein, eines, das nicht dogmatisch gemeint ist und das gewiss nicht für all die verschiedenen spagyrischen Verfahren gelten kann. Dieses Nein soll einfach den Blick wegnehmen vom üblichen Denken.

Bach-Blütenkonzentrate auf spagyrische Weise hergestellt, wären vielleicht wirkungslos, zumindest wirkungslos im Sinne der Bach-Blütentherapie. Subtile Heilkräfte in den zarten Blüten überstehen den spagyrischen Prozess wahrscheinlich nicht. Kann aber jener Prozess nicht auch neue Heilkräfte ebenso subtiler Art erst entstehen lassen? Und ist zu deren Entfaltung vielleicht nicht so etwas wie eine Art Tod notwendig?

Diese Sicht der Spagyrik lenkt unsere Aufmerksamkeit auf etwas gerne Verdrängtes: *„Wenn das Weizenkorn nicht in die Erde fällt und stirbt, bleibt es allein; wenn es aber stirbt, bringt es reiche Frucht."* (Johannes 12,24). Zerstörung und Heilung können Gegensätze sein. Das eine kann aber auch das andere bedingen. Wenn Altes nicht mehr tragfähig ist und keine Entwicklung mehr zulässt, ist die Voraussetzung einer Heilung dieses Zustandes die Zerstörung der alten Strukturen. Dann steht aber vor der Heilung das Chaos, durch das schmerzlich hindurchgegangen werden muss. Und hiervor haben wir Angst. Ehrlich gesagt wollen wir doch alle, dass uns jemand berührt und mit seiner heilenden Kraft einfach aus dem Kranksein erlöst – und sei es der Erzengel Michael, der auf Geheiß irgendeiner Essenz uns zur Seite springt. Warum passiert uns eben dieses in der Regel nicht? Vielleicht weil wir noch nicht weit genug zurückgetreten sind, um mit dem nötigen Schwung den Sprung in eine neue Gesundheit zu schaffen.

Wenn wir es genau betrachten, dann macht der Widerstand gegen das Chaos eigentlich unser aller Leben aus. Wir wehren uns gegen diesen Angst auslösenden Zustand, in welchem wir die Kontrolle über das, was uns geschieht, verlieren. Und doch ist gerade er es, der uns eine große Chance zu geben vermag - die Chance einer Neuordnung, einer „neuen Gesundheit", die das Alte überwunden hat. Wir alle halten sehnsüchtig Ausschau nach Jupiter und seinem Glück und Heilung verheißenden Strahl. Mag sein, dieser trifft uns erst, wenn wir den Weg über Pluto genommen haben – und dabei auf Chiron gestoßen sind. Was nun hat das alles mit Spagyrik zu tun?

Es bietet die gedankliche Matrix für eine Antwort auf die mir eingangs gestellten Fragen. Eigentlich will eine Spagyrik, die eine *„Heilung des Chaos durch das Chaos"* anstrebt, gar keine feinstofflichen Kräfte aus Kräutern und Blüten herauslösen. Sie will vielmehr an der Pflanze beispielhaft vormachen, welchen Weg der Kranke aus der Krankheit zu gehen hat und ihm diesen Weg, den die Pflanze schon gegangen ist, als

Leitschiene anbieten. Poetisch ausgedrückt hieße die Botschaft der spagyrischen Essenz: *„Wandle dich wie ich mich gewandelt habe"*.

Die Spagyrik so zu betrachten ist ziemlich neu – obwohl sie an einem uralten Grundprozess ansetzt, der das ganze Universum durchzieht. Neu ist, dass der Weg des Menschen in seiner biographischen Einzigartigkeit ins Zentrum rückt. Spagyrik wird damit zum Modell eines gelingenden Lebens. Neu ist, dass hierzu keine Rückbesinnung auf Weltbilder des Mittelalters als Voraussetzung spagyrischen Denkens und Handelns notwendig ist. Vielmehr wird der zeitlose Kern des überlieferten Denkens neu formuliert – mit klarem Blick auf das Potenzial, das uns die Zukunft vor Augen hält. Neu ist die Überwindung einer dualistischen Weltsicht, die das Trennende und Teilende als Grundlage hat. Mystik einerseits und Quantenphysik andererseits sind die Verheißungen, die am „All-Einen" ansetzen. Sie weisen in das große „Ageiro", das hinter allem Trennenden, dem „Spao", ruht. Und sie gehören daher zu den philosophischen Grundlagen einer lebenskundlichen Spagyrik, die den „Stein der Weisen" nicht im Rückgriff auf das Denken der magischen Bewusstseinsstufe suchen wollen, sondern im Vorwärts auf ein holistisches Bewusstsein hin, auf das sich die Menschheit unweigerlich zubewegt.

Teil 1
Die Idee

Solve et coagula –
Der spagyrische Imperativ

In der Spagyrik beruft man sich häufig auf überlieferte Texte, Philosophien und Anweisungen. Neben Paracelsus stehen Alchemisten wie Nicolas Flamel, Basilius Valentinus, Leonhard Thurneysser oder Johann Baptist van Helmont hoch im Kurs. So vielschichtig und komplex deren Überlieferungen auch sind, so deutlich zeigt sich doch eine zentrale Grundidee, die scheinbar allen früheren Alchemisten als Basis diente. Man findet diese oft zusammengefasst in der Aufforderung: „*Solve et coagula et habebis magisterium – Löse und binde und du wirst das Meisterstück erhalten*". Da die Spagyrik ihren Ursprung in der Alchemie hat, hat dieses „Solve et coagula" auch für sie Bedeutung. Man könnte diese Formulierung als den spagyrischen Imperativ bezeichnen, an dem keine Spagyrik vorbeikommt. Was aber sagt sie aus?

Im Grunde ist es eine sehr einfache Idee: Man löst etwas auf und fügt es anschließend wieder zu einer neuen Einheit zusammen. Soweit ist das nichts Spektakuläres. Es stellt sich nur die

Frage, was dieses Vorgehen soll: Was macht es für einen Sinn, ein Ding aufzulösen und es nachher wieder zusammenzusetzen? Wenn der betreffende Gegenstand nach dem Zusammenfügen derselbe ist wie vor dem Auflösen, dann kann man schwerlich darin Sinn erkennen. Sollte er sich hingegen verändert haben (gleich in welcher Hinsicht), dann hat der Prozess des Lösens und Bindens eine bestimmte Bedeutung. Und so sieht man es auch in Alchemie und Spagyrik: Eine Substanz soll verändert werden und zwar im Sinne einer qualitativen Verbesserung. Kurz gesagt soll der Stoff durch diesen Prozess des Auflösens und Wiedervereinigens neue Eigenschaften erhalten, die er zuvor noch nicht oder nur als potenzielle Anlage besaß. Wenn also ein Löwenzahn spagyrisch aufbereitet wird und den „Solve-et-coagula-Prozess" durchläuft, besitzt er als spagyrisches Arzneimittel neue therapeutische Qualitäten, die in der Löwenzahnpflanze so nicht zu finden sind. Damit wird deutlich, dass das „Solve et coagula" der pharmazeutische Prozess der Spagyrik schlechthin ist, durch den heilende Wirkungen im Menschen möglich werden.

Diese Grundidee ist für alle spagyrischen Verfahren das zentrale Fundament ihres Denkens und Handelns. Über das „Wie" des Prozesses gibt es sehr verschiedene Ansichten. Hier trennen sich die Wege der einzelnen „Spagyriken" mehr oder weniger schnell, je nachdem wie eng die Verbindung zur traditionellen alchemistischen Überlieferung ist. Unterschiedliche Auffassungen gibt es auch zur Frage, was konkret während des Auflösungsprozesses geschehen muss, damit letztendlich ein höherwertiges Arzneimittel entsteht. Im traditionellen Gedankengebäude der Alchemisten, bis hin zu Paracelsus, findet man den Begriff der „Scheidekunst" als Synonym für das alchemistische Werk. Damit soll ausgedrückt werden, dass das „Solve" - das Lösen, Trennen und Scheiden also - einen ganz besonderen Stellenwert innerhalb des Prozesses einnimmt. Ein in Spagyrikkreisen viel zitierter Ausspruch des Paracelsus bringt es auf den Punkt: *„Darum so lern Alchimiam, die sonst Spagyria heißt, die lernt das Falsch scheiden von dem Gerechten."*

In dieser traditionellen Auffassung scheidet die Spagyrik also das Gute vom Schlechten, damit das Gute reiner und vollkommener werde. Der spagyrische Prozess ist ein Läuterungsvorgang, in dem alles Unvollkommene und durch das Schlechte Verunreinigte getilgt werden soll. Hier zeigt sich wes Geistes Kind die traditionelle Spagyrik ihrem Ursprung nach ist. Sie ist das Kind eines alten dualistischen Weltbildes, in welchem das Gute gegen das Böse steht. Krankheit und Leid sind Folge der Herrschaft des „Falschen" über das „Gerechte". Erlösung ist nur durch den Sieg über diese dunkle Seite möglich. Eine lebenskundliche Spagyrik hinterfragt diese Weltanschauung nicht nur, sie will sie bewusst überwinden.

__ Ursprung und Wurzeln

Die alte Alchemie wurde von vielerlei Einflüssen geprägt. Die älteste Verbindung dürfte wohl zur antiken Hermetik und ihrer Philosophie bestehen. Später prägten noch zahlreiche andere Denkschulen, religiöse Vorstellungen und auch magische Praktiken die Welt der Alchemisten, so die griechische Naturphilosophie, die Gnostik, die Mystik und die Astrologie. Spagyrik hatte somit immer einen stark okkulten Charakter. Bei traditionellen spagyrischen Richtungen ist dies heute noch so.

In Schriften und Büchern über Alchemie und Spagyrik (von der Antike bis zur Gegenwart) fällt meist ein hoher Anspruch an Wahrheit und Erkenntnis auf. Stets ist eine Einweihung notwendig, die erst dazu befähigt, „echte" Alchemie zu betreiben. Der Adept auf dem alchemistischen Einweihungsweg muss die Gefahren kennen, die ihn in die Irre treiben, sodass ihm die „göttliche Wahrheit", die der Alchemie zugrunde liegt, für immer verborgen bleibt. In diesem Sinne gedeutet ist die Spagyrik eindeutig eine Geheimlehre, deren Verständnis und Beherrschung nicht der Allgemeinheit zugänglich ist – und dies auch gar nicht sein soll. Es genügt, wenn „die Auserwählten" im Besitz jener Macht sind, die die Alchemie verleihen kann. Und diese wird als nicht gering eingeschätzt.

Hier zeigt es sich, wie stark eine dualistische Spaltung dem alten Denken der Alchemie zugrunde liegt. Begriffspaare wie wahr und falsch, wissend und unwissend, gut und böse, zeitlos-vollkommen und zeitgeistig-unvollkommen, göttliche Kunst und blinder Materialismus, Adept und Unberufener prägen auch moderne alchemistische Texte. So entsteht der Eindruck einer einzigen „reinen Lehre", die zur Grundlage jeglichen spagyrischen Denkens und Arbeitens wird, und die im „hermetischen Tempel" vor den Anfeindungen der Irrlehren der Welt geschützt werden müsse. Wenn aber Wahrheit auf *eine* Möglichkeit des Erkennens reduziert wird, dann gibt es außerhalb dieser keine Wahrheit – so wie es außerhalb der katholischen Kirche kein Heil gibt (oder vielmehr geben soll). Damit kann es leicht dazu kommen, dass sich eine Art von „spagyrischem Fundamentalismus" entwickelt, der mitunter okkult-elitäre Züge trägt.

Das Trennen in richtig und falsch durchzieht auch das praktische Arbeiten der traditionellen Spagyrik. Dieser Idee nach ist eine jede natürliche Substanz an sich unvollkommen, weil sie ihrer Anlage nach „verdorben" ist, d.h. mit Unvollkommenem und Schlechtem durchsetzt ist. Das Heilsame ist in diesem Schlechten eingesperrt. Nun gelte es, das Falsche von dem Gerechten zu scheiden, wie es Paracelsus einprägsam formulierte. Damit aber wird die Spagyrik zum Kampf des Guten gegen das Böse, der in den Retorten des alchemistischen Laboratoriums auszutragen ist.

Gift und Balsam

Das Wort Spagyrik leitet sich vom griechischen *spao* (ich trenne, löse auf) und *ageiro* (ich verbinde, füge zusammen) ab. Wie schon erwähnt, scheint man in der alchemistischen „Scheidekunst" das Trennen in ganz besonderer Weise zu würdigen. Zumindest wird der Idee, die hinter dem Trennungsprozess steht, weit mehr Bedeutung zugemessen als jener, die das Zusammenfügen erklärt. Das aber wird verständlich durch diese stark dualistische Weltsicht, nach der die wahre Heilkraft erst durch Abtrennen der unguten Anteile hervortreten kann. In alten alchemistischen Texten wird oft vom Balsam gesprochen, der vom Gift befreit werden müsse. Gift wird dabei nicht nur im eigentlichen Wortsinn verstanden. Alles trägt Heilsames und Krankmachendes in sich, und der Grad der Giftigkeit in letzterem ist nicht von dessen Toxizität ableitbar.

  Eine solche Sicht der Spagyrik ist eigentlich eine recht eingeschränkte, und sie wird dem wahren Wesen und Anspruch der alchemistischen Heilkunde kaum gerecht. Man könnte nämlich auf den Gedanken kommen, der Spagyrik ginge es lediglich darum, Unnützes und Schädliches aus einer Substanz zu entfernen, um damit ein hochwertiges Heilmittel zu erhalten. Die transformierende Kraft läge dann ausschließlich beim „Solve" oder dem „Spao". Dem „Coagula" bzw. „Ageiro" käme hier lediglich die

Aufgabe zu, die so gereinigte Substanz wieder zu einer neuen Einheit zusammenzufügen.

Eine andere Sichtweise ergibt sich, wenn man den „Solve-et-coagula-Prozess" nicht auf Stoffe im Sinn von Materie bezieht sondern auf Zustandsformen von Stoffen. Natürliche Substanzen, die man zu Heilzwecken einsetzen möchte, bestehen aus Materie, die in eine ganz bestimmte Form eingebunden ist, so wie die Sandkörner in das Förmchen im Sandkasten. Eine Ringelblume oder ein Rubin sind durch materielle Stoffe sichtbar gewordene Formen (oder Ideen im platonischen Sinne). Man kann Spagyrik auch so betrachten, dass sie diese Zustandsformen der Materie dem Wandlungsprozess des Lösens und Bindens unterwirft und sich während dieser Abläufe im Innern der Materie transformierende Prozesse abspielen, die etwas Neues entstehen lassen. Diese veränderte Materie formt sich schließlich zu einer neuen Einheit – und besitzt dann nicht *stärkere* Heilkräfte als im Vorzustand sondern *neue*.

___ Chaos und Ordnung

Übersetzt man den „spagyrischen Imperativ" wörtlich, dann geht es nicht um Trennen sondern um Lösen *(solve, lat. lösen)*. Das Auflösen im Sinne einer alchemistischen *solutio* hat nicht unbedingt den Zweck, Stoffe voneinander zu trennen. Hierfür kennt die Alchemie andere Operationen wie beispielsweise die Destillation.

Eine *solutio* löst auf, und zwar Stoffe wie Formen. Wenn nun die Spagyrik so gedeutet werden soll, dass sie als ersten Schritt klar strukturierte Formen auflöst, dann muss man sich gedanklich nicht mit dem Thema der Trennung von Gift und Balsam auseinandersetzen sondern mit der Transformation einer Ordnung in ein Chaos – und aus diesem hinein in eine neue Ordnung. Dabei löst sich der Betrachter aber auch vom Blick auf die Strenge der alchemistischen Tradition und wird mit Ideen und Erkenntnissen der modernen Zeit konfrontiert, vor allem aus der Chaosforschung und der Quantenphysik.

Wenn der alchemistische Prozess in der Spagyrik verlangt, dass die gewachsene Struktur einer Substanz aufgelöst und in ein Chaos überführt wird, ehe sie zu einem Arzneimittel höherer Ordnung werden kann, dann hat das zunächst weniger mit Quantenphysik zu tun als mit Alltagserfahrung. Wenn der vierjährige Maximilian im Kinderzimmer aus all seinen Bauklötzchen ein Haus gebaut hat, nun aber lieber einen Turm bauen möchte, dann muss er das Haus erst einmal kaputt machen, denn er hat ja keine Klötzchen mehr. Er stößt mit der Hand gegen das zuvor sorgsam Aufgebaute, das sich wieder in seine Einzelteile auflöst und sich als Klötzchenwirrwarr chaotisch im ganzen Zimmer verteilt. Nun erst kann sich Maximilian daran machen, seine neue Idee zu verwirklichen: Die Klötzchen, die zuvor ein Haus ergaben, formen nun einen Turm. Das Formen einer Ordnung „Turm" aber verlangt das Auflösen der Ordnung „Haus". Das geht nur über den Weg des Chaos.

Wenn es um dynamische Entwicklungsprozesse geht, bedingen sich Ordnung und Chaos. Evolution ist nur durch ein kontinuierliches Pendeln zwischen Ordnung und Chaos möglich. Das Verharren in einem dieser Zustände erzeugt Stillstand. Diese Gedanken stehen der alchemistischen Idee der Spagyrik sehr nahe. Im spagyrischen Prozess soll eine Substanz von ihrer natürlichen Ordnung in eine höhere transformiert werden: der Frauenmantel wird zur Frauenmantel-Essenz, die Meisterwurz wird zur Meisterwurz-Essenz. Das geschieht aber weder durch Fingerschnalzen noch durch einen magischen Zauberspruch. Das geht nur über den Weg in die Unordnung des Chaos. Indem wir uns dieser Idee öffnen, begegnen wir dann auch neuen Erkenntnissen. Wir machen uns die modernen Wissenschaften zu Partnern und sehen in ihnen nicht mehr „Verblendungen und Irrlichter des Materialismus", wie es in der traditionellen Alchemie manchmal noch immer zu hören ist.

Prozess und Spagyrik

Die Spagyrik kennt sehr unterschiedliche Techniken, die aus einer natürlichen Substanz ein alchemistisches Heilmittel werden lassen. Je nach der Idee, die verfolgt wird, laufen hierbei ganz bestimmte Prozesse ab. Hat man das Ziel, die energetischen Grundprinzipien des Stoffes sauber und exakt zu trennen, sehen die Abläufe anders aus, als wenn man beispielsweise versucht, am Grundstoff einen „alchemistischen Kreislauf" nachzuarbeiten. Wenn wir hier den spagyrischen Imperativ des „Solve et coagula" so verstehen, dass die Substanz aus ihrer natürlichen Form gelöst, alchemistisch transformiert und sodann in eine neue Form gebracht wird, dann muss der Prozess ganz eigene Schritte durchlaufen.

Am Anfang steht immer das Auflösen der Grundsubstanz. Diese ist bei der Gewinnung spagyrischer Pflanzenessenzen für gewöhnlich eine Heilpflanze. Schon das bei allen Herstellungsmethoden in der Pflanzenheilkunde übliche Zerkleinern der Pflanze erfüllt teilweise das Kriterium des „Solve". Das mechanische Zerschneiden oder Zerhacken löst die Struktur des Pflanzenwesens auf. Bei genügend intensiver Zerkleinerung lässt sich in der Regel optisch nicht mehr erkennen, um welche Pflanze es sich gehandelt hat. Für einen spagyrischen Prozess genügt dieser Schritt allerdings nicht, da beim mechanischen Zerkleinern keine oder nur sehr wenige transformierende Vorgänge ablaufen. Deshalb setzt die Spagyrik im nächsten Arbeitsschritt eine Hefegärung ein. Durch sie wird die pflanzliche Substanz nach der mechanischen Zerkleinerung biochemisch aufgeschlossen. Es laufen nun fermentative Prozesse ab, bei denen die zugesetzte Hefe die Kohlenhydrate der

Pflanze spaltet. Dabei entstehen ganz neue Stoffe, die in der natürlich gewachsenen Pflanze nicht vorkommen wie beispielsweise Ethanol, also Alkohol. Die Gärung ist der eigentliche „Solve-Prozess" bei der Herstellung von spagyrischen Pflanzenessenzen. Sie löst alte Formen auf und verwandelt Substanz.

Nach diesem Schritt des Auflösens folgt eine typische alchemistische Trennungsoperation. Die vergorene Pflanzenmasse wird destilliert. Hierbei trennen sich wasserdampfflüchtige Substanzen ab und kondensieren in einem klaren Destillat. Dies hat den Zweck, die wertvollen flüchtigen Stoffe aus der Gesamtmasse des Gäransatzes abzuscheiden und in einem separaten Medium zu fixieren. Anders als bei der Herstellung von Tees, Extrakten oder Tinkturen wird nun aber der Pflanzenrückstand nicht weggeworfen. Die Spagyrik will das ganze Pflanzenwesen transformieren, zu dem ja auch der „Pflanzenkörper" mit seinen Fasern und Säften gehört, die im Destillationskessel zurückbleiben. Diese Reste werden getrocknet und anschließend verbrannt und kalziniert, d.h. zu Asche geglüht. Wie bei der Gärung laufen hier starke Transformationsprozesse ab. Alle organische Substanz wird zerstört, bzw. auf ihre anorganischen Ausgangsstoffe reduziert. Zurück bleiben reine Mineralsalze. So lösen sich z.B. Chlorophyllmoleküle auf und setzen Magnesium frei, das sich beispielsweise mit Kohlenstoff und Sauerstoff zu neuen Magnesiumverbindungen formiert, die zuvor in der Pflanze nicht vorgekommen sind. Ähnliches geschieht mit vielen anderen chemischen Elementen wie Kalium, Kalzium, Eisen, Schwefel, Phosphor, Zink etc.

Was der spagyrische Prozess bis dahin erbracht hat ist eine klare Flüssigkeit, die u.a. transformierte flüchtige Pflanzenstoffe enthält und eine weißlich-graue Asche, in der die transformierten Mineralstoffe der Pflanze zu finden sind. Um das spagyrische Arzneimittel – die Essenz – zu gewinnen, müssen nun diese beiden Fraktionen zusammengefügt werden. Wenn die Gärung den zentralen „Solve-Prozess" der Spagyrik bildet, dann ist die Verbindung von Asche und Destillat das große „Coagula", in welchem sich das zuvor Getrennte wieder vereinigt und in einer neuen Form eine neue materielle Einheit bildet: die Spagyrik-Essenz. Die löslichen Salze der Asche verbinden sich mit dem Destillat. Was nach mehreren Tagen des Auslaugens nicht gelöst ist und sich absetzt, wird letztlich abfiltriert. Das ist der Rest der Pflanze, der keine neue Einheit auf der Ebene einer Essenz eingehen kann. Er wird wieder der Natur zurückgegeben.

Dies ist eine recht komprimierte Zusammenfassung des spagyrischen Prozesses, der zu pflanzlichen Spagyrik-Essenzen führt. Sie zeigt auf, wie die Pflanze aus ihrer gewachsenen Ordnung herausgelöst und Verwandlungsprozessen ausgesetzt wird, ehe sie in Form einer Essenz eine neue Struktur einnimmt. Offen bleibt zunächst die Frage nach dem tieferen Sinn der einzelnen Schritte und dem genauen Verständnis der Vorgänge aus spagyrischer Sicht. Hierzu muss ein Blick auf einige alchemistische Grundthesen geworfen werden, die vor allem für eine lebenskundliche Interpretation der Spagyrik von Bedeutung sind.

Prima materia – Das schöpferische Chaos

Wenn das „Solve et coagula" den Weg zum alchemistischen Ziel beschreibt, wie eine natürliche Grundsubstanz durch Rückführung in einen unstrukturierten und chaotischen Zustand auf eine höhere Ebene transformiert werden kann, dann sollte man sich Gedanken über das Wesen dieser „Ursubstanz" machen – wenn man sie denn so bezeichnen will. Sowohl den antiken Philosophen als auch den mittelalterlichen Alchemisten war diese sehr wohl bekannt und sie gaben dem Kind auch einen Namen. Bei Aristoteles heißt die Urmaterie *„materia prima"*. In Texten der Alchemie finden sich die beiden Wörter häufig vertauscht und man liest oft von der *„prima materia"*.

In seiner „Metaphysik" beschreibt Aristoteles einen formlosen Urstoff, auf den alle Objekte der realen Welt zurückgeführt werden können. Indem die Form in diese Materie eingreift, entsteht eine Individualität, ein geformter Gegenstand mit typischen Merkmalen. Die Urmaterie selbst ist (da es ihr an Form fehlt) völlig undifferenziert, anonym und frei jeglicher Bestimmung. Diese Idee hatten auch die Alchemisten. Während aber bei den Philosophen die Theorie der Urmaterie wirklich eine Theorie war und sie eigentlich nur als notwendiges gedankliches Modell diente, packten die Alchemisten die Sache ganz konkret an. Für sie war die Prima materia eine absolute Realität, die auf dem schwierigen Weg des alchemistischen Werkes tatsächlich greifbar werden kann. Traditionelle Alchemisten halten nicht allzu viel von rein symbolischen Bedeutungen.

Die Vervollkommnung des Stoffes geht nach alchemistischer Auffassung nur über die Prima materia. Daher ist der erste Schritt auch die Zerstörung der alten Form und die Auflösung aller gewachsenen Strukturen. Beim beschriebenen Prozess zur Gewinnung spagyrischer Pflanzenessenzen ist dies eindeutig an den Schritten Zerkleinerung und Vergärung erkennbar. Der vergorene Pflanzenbrei steht somit für die Prima materia. Nur stellt sich natürlich die Frage, ob er dies auch real ist. Darüber lässt sich mit einerseits alchemistischen andererseits philosophischen Argumenten streiten. Jedenfalls spiegelt der Gäransatz im beschriebenen Prozess die Qualitäten, die der Prima materia zugeschrieben werden. Somit steht er in der Herstellung pflanzlicher Spagyrik-Essenzen für diese undifferenzierte Ursubstanz.

Prima materia steht somit auch für das Chaos. Sie ist das polare Gegenüber zur strukturierten

Form z.B. einer Heilpflanze. Wenn die Spagyrik die Zerstörung einer gewachsenen Ordnung als Grundvoraussetzung für das Entstehen einer hochwertigen Essenz ansieht, dann bekommt der Begriff „Chaos" eine andere Dimension. Wie schon zuvor erläutert, wird das Chaos zur Notwendigkeit, denn ohne Chaos keine Essenz. Für unser Empfinden aber ist Chaos etwas, das es entweder zu vermeiden gilt oder das rasch wieder in eine Ordnung zurückzuführen ist. Unsere ganze Welt besteht aus Ordnungen, Formen und Strukturen. Ohne sie ist auch kein Leben denkbar. Lösen sich Ordnungen auf, dann ist das vergleichbar mit Sterben und Tod – oder mit Anarchie. Daher ist unsere Abwehr gegen Chaos und Unordnung nur allzu verständlich.

Die Idee der Prima materia bringt noch einen anderen wichtigen Gedanken für die Spagyrik mit sich. Als Urstoff besitzt sie das Potenzial, alles aus sich heraus entstehen zu lassen. Der Sand im Sandkasten auf dem Spielplatz kann unter den Händen eines Kindes in Förmchen gepresst zu Kuchenstücken, Früchten, Tieren, Blumen oder Häusern werden. Das spagyrische Auflösen in Richtung einer Prima materia kann einen Zugang schaffen zu Potenzialen einer Pflanze, die sie in einer früheren Form zwar anlagebedingt besaß, aber real nicht entwickelte. Darin liegt auch das lebenskundliche Potenzial der Spagyrik als alchemistische Heilkunst selbst: Sie kann Impulse vermitteln, ganz Neues zu entdecken und zu verwirklichen.

Chaos in der Naturwissenschaft

Von der begrifflichen Bestimmung her ist Chaos ein Zustand völliger Unordnung und stellt in diesem Sinne den Gegenpol zum Kosmos dar, der dem geordneten Universum entspricht. In Mythologie und Theologie steht es für den Urzustand der Welt vor deren Erschaffung, der „großen Leere" oder schlicht „dem Nichts". Das Wort Chaos fand weitergehende Beachtung, als sich die Naturwissenschaften mit ihm befassten. Die „Chaostheorie" war lange Zeit in aller Munde und wurde von manchen Wissenschaftlern enthusiastisch als Schlüssel zur Lösung vieler wissenschaftlicher Rätsel gefeiert. Inzwischen hat sich das deutlich relativiert, doch ist die Chaosforschung noch immer ein wichtiger Bereich in Physik und Mathematik.

In den Siebzigerjahren des 20. Jahrhunderts wollten Wissenschaftler verschiedenster Disziplinen chaotisches Verhalten, auf das sie in ihren Bereichen immer wieder stießen, erklären und begründeten die Chaostheorie. Sie wollten für die verschiedenen Formen von Unregelmäßigkeiten eine gemeinsame Verbindung finden. Nicht nur Theoretiker waren daran interessiert, es waren auch Praktiker aus Meteorologie, Physiologie, Chemie, Medizin aber auch Ökonomie, die hofften, damit weitreichende Lösungen zu erhalten. Der Naturwissenschaft ging es bei ihrer Beschäftigung mit dem Chaos aber weniger um den Zustand der Unordnung als um das

Verhalten von dynamischen Systemen. Die Frage war also nicht, *was* das Chaos letztlich ist und *welchen Sinn* es möglicherweise hat. Die Unberechenbarkeit der Abläufe im Chaos war zentraler Gegenstand des Interesses.

Obwohl die Chaostheorie nicht alle Erwartungen erfüllen konnte, die man anfangs in sie setzte, so hat sie doch wertvolle Erkenntnisse darüber erbracht, wie scheinbar chaotische Prozesse ablaufen und welche Prinzipien und Strukturen dahinter zu suchen sind.

__ Chaos in der Psychologie

Im 20. Jahrhundert beschäftigten sich nicht nur die Naturwissenschaften mit dem Thema Chaos. Auch im geisteswissenschaftlichen Bereich wurde es zunehmend diskutiert. Während Chaos lange Zeit lediglich in der Mythologie eine Rolle spielte und von hier religiöse Ideen befruchtete, wurde es durch die Psychologie immer stärker in Verbindung zum menschlichen Leben gebracht. Die Alchemie wurde als psychologischer Prozess interpretiert – und damit war auch der Zustand des Chaos Thema der Psychotherapie geworden. Der Schweizer Psychiater Carl Gustav Jung war wohl der erste, der sich intensiv mit dieser Verbindung beschäftigte.

Dabei wurden die alchemistischen Prozesse in erster Linie symbolisch gedeutet und eine Analogie zwischen den alchemistischen Bildern und Vorstellung mit dem Entwicklungsprozess der menschlichen Psyche gezogen. Nach Jung'scher Lehre spiegelt die Alchemie den Weg der menschlichen Seele. Der Weg in das Chaos stellt dabei einen schmerzhaften, aber notwendigen Schritt dar. Alchemistische Operationen des Zerstörens einer Ordnung zeigen sich analog auch in der Psyche des Menschen und stürzen ihn ins Chaos. Aber wie in der Alchemie kann sie sich erneuert wieder aus ihm erheben und damit eine höhere Entwicklungsstufe erklimmen. Dieser Gedanke entspricht auch dem lebenskundlichen Modell der Spagyrik, in dem der Mensch als ganzheitliches Wesen (nicht nur als Psyche) durch das „Solve et Coagula" hindurchgehen muss, um die Verwandlung in eine höhere Ordnung hinein erreichen zu können.

__ Chaos in der Spiritualität

Schon immer besaß die Alchemie einen stark spirituellen und religiösen Aspekt. Sie galt vielen als göttliche Kunst, und die Arbeit des Alchemisten sah man als Gottesdienst an. Auch heute ist diese Verbindung noch häufig zu finden. Aus traditioneller Sicht verlangt wahre Alchemie göttliche Erkenntnis und eine Einweihung, die nur wenigen zuteil wird. Im alchemistischen Werk zeigen sich die zentralen Themen vieler Religionen: das Werden und Vergehen, Tod und Auferstehung, Chaos und Ordnung.

In spiritueller Hinsicht kann das Chaos verschiedene Bedeutungen haben. Zum einen steht es in den verschiedenen Schöpfungsmythen für den Urzustand vor der Erschaffung der Welt, das berühmte Tohuwabohu der Bibel, als noch alles „wüst und leer" war. Mit der Beschreibung „leer" kommt eine andere Auffassung mit ins Spiel, die im spirituellen Bereich von Bedeutung ist: „das Nichts" oder „die Leere". Damit wird oft ein Zustand jenseits des Seins verstanden. Sein und Nichts (oder Leere) verhielten sich dann wie Ordnung und Chaos. Nichts und Leere haben gerade in östlichen Philosophien und Religionen einen hohen Stellenwert. Im Buddhismus nennt man sie Shunyata. Shunyata ist keine Leere im physikalischen Sinne sondern Quelle für die Formung der Welt. Leere und Ordnung bedingen sich somit. Strukturen sind nicht beständig und tragen die Leere in sich. Die Welt ist nicht konstant sondern untersteht einem dauernden Werden und Vergehen. Durch den Fall ins Chaos entkleidet sich das Sein seiner Formen und wird leer. Aber eben diese Leere enthält das Potenzial zur Schaffung neuen Seins. Hier lassen sich Verbindungen zur Idee der Prima materia des spagyrischen Prozesses deutlich erkennen.

In Beziehung zur Spiritualität kann das Chaos zudem auch als die *„dunkle Nacht der Seele"* verstanden werden, durch die ein Mensch hindurch muss, um sich mit Gott oder dem göttlichen Kern in seiner Seele zu verbinden. Der Begriff der dunklen Nacht stammt von dem christlichen Mystiker Johannes vom Kreuz (1541 – 1592) und beschreibt eigentlich einen spagyrischen Prozess des „Solve et coagula" im Inneren des Menschen. Das alte Leben mit seinem Verhaftetsein an der Welt löst sich in eine große Verwirrung auf. Dieser chaotische Zustand muss ausgehalten und durchlebt werden, ehe sich in der Morgendämmerung die Seele mit Gott vereint. Ähnlich können „Wüstenerfahrungen" gedeutet werden, die viele Religionen beschreiben und in denen ein Auserwählter Verzweiflung und Versuchung durchleben muss. In der heutigen Zeit spricht man in diesem Zusammenhang oft von „spirituellen Krisen", die einer persönlichen Weiterentwicklung vorausgehen können.

__ Chaos in der Biographie

In der Biographie eines jeden Menschen gibt es Phasen des Umbruchs und des Wandels. Sie sind dadurch gekennzeichnet, dass Ordnungen und Strukturen, die bisher Halt und Sicherheit gaben, ins Wanken geraten und sich plötzlich oder kontinuierlich aufzulösen beginnen. Dieses Auflösen wird vom Einzelnen als „chaotisch" empfunden und die Lebenssituation, in die man unfreiwillig hineingeraten ist, als Chaos wahrgenommen. Die destruktiven Prozesse können sich dabei sowohl auf die körperliche wie die seelisch-geistige Ebene des Menschen beziehen, werden entweder zu Krankheiten oder Lebenskrisen. Diese chaotischen Situationen als Wandlungsprozesse zu bewerten, gibt ihnen eine bestimmte Sinnhaftigkeit. Damit erscheinen sie in einem größeren Zusammenhang und können vom Einzelnen als Notwendigkeit akzeptiert werden, die einem positiven Entwicklungsschritt vorausgeht.

Was können solche Umbrüche in der menschlichen Biographie auslösen? Häufig sind es leidvolle Lebenserfahrungen, die das geordnete Leben ins Wanken bringen: ein Unfall, eine Erkrankung, Verluste, Traumatisierungen, Todeserfahrungen. All das kann einen Menschen in eine Krise stürzen. Dabei geht die Orientierung verloren, Sicherheiten lösen sich auf, Lebensziele können zerstört werden. Nicht selten sind wichtige Lebensthemen tangiert wie die Arbeitswelt, die Partnerschaft, das Sexualleben, die materielle Sicherheit, die weltanschauliche oder religiöse Ausrichtung. Eine so genannte „spirituelle Krise" entsteht dann, wenn die Frage nach dem Sinn dieser Leiderfahrung gestellt wird.

Nicht selten verstecken sich biographische oder spirituelle Krisen hinter vordergründigen Symptomen. Im Sinne einer psychosomatischen Reaktion zeigen sich in empfindlichen Körperbereichen Beschwerden. Der Betreffende kann Schlafstörungen, Kopfschmerzen, Verdauungsstörungen, Herz- und Kreislaufbeschwerden oder auch ganz andere Krankheitszeichen produzieren. Wenn diese dann in den Vordergrund gestellt werden, dienen sie nicht selten dazu, die eigentliche Ursache im Chaos der persönlichen

Biographie bzw. die Verletzung eines sensiblen Lebensthemas zu kaschieren.

Wahre Hilfe ist hier nur im Erkennen der Potenziale möglich, die im Chaos liegen. Aus ihnen können neue Strukturen werden, die einen innerlich reiferen Menschen formen. Denn das Chaos bietet die Chance zur Wandlung. So ist auch hier der spagyrische Prozess erkennbar, der dem Menschen das Chaos der Prima materia zumutet, damit er sich von innen her umwandeln kann.

Metamorphose – Die Dynamik der Wandlung

Die Vorgänge im spagyrischen Prozess sollen Form und Materie verwandeln. In der Regel spricht man hier von Transformationsprozessen, in alten alchemistischen Texten häufig auch von Transmutation, bei welcher es konkret um die Verwandlung eines Elementes in ein anderes geht (z.B. wenn aus Blei Gold werden soll). Ganz korrekt ist der Begriff Transformation im spagyrischen Sinne allerdings nicht. Laut Definition können Transformationen grundsätzlich rückgängig gemacht werden, d.h. der alte Zustand lässt sich wieder herstellen. Das trifft für spagyrische Prozesse so in der Regel nicht zu – jedenfalls nicht für jene, die bei der Herstellung spagyrischer Pflanzenessenzen ablaufen. Letztlich gibt es in der Spagyrik ja keinen „Reset-Knopf", der aus einem ab- und umgebauten Pflanzenmaterial wieder die ursprüngliche Pflanze entstehen lässt. Kurz: In der Spagyrik gibt es – wie im Leben häufig auch – kein Zurück. Daher ist es in der lebenskundlichen Spagyrik angebrachter, statt von Transformationen von Metamorphosen zu sprechen.

Wie die Transformation beschreibt auch die Metamorphose eine Umwandlung von Zuständen, Materie oder Formen. Allerdings ist eine Metamorphose nicht grundsätzlich reversibel. Metamorphose gibt es nicht nur in der Mythologie oder in der Literatur (wie die bekannten Metamorphosen des Ovid). Der Begriff kommt auch in der modernen Naturwissenschaft vor, z.B. in der Geologie (Umwandlung von Gesteinen durch Hitze und Druck), der Zoologie (Durchlaufen verschiedener Entwicklungsstadien bei Tieren) oder in der Botanik (Umbildungen und Abwandlungen der Grundorgane von Pflanzen). Auf der anderen Seite lassen sich auch Entwicklungen des menschlichen Bewusstseins im Sinne einer Metamorphose deuten, ebenso solche des einzelnen Menschen im Sinne einer seelisch-geistigen Weiterentwicklung und Reifung. Letztlich hat der Begriff Eingang in die Komplementärmedizin gefunden, indem die ursprünglich als „Pränatale Therapie" bezeichnete Heilmethode des Engländers Robert St. John heute „Metamorphosis" genannt wird.

__ Metamorphose und Spagyrik

Ziel des spagyrischen Prozesses ist eine Metamorphose des ganzen Pflanzenwesens, nicht nur einzelner Substanzen aus der Pflanze. Dennoch laufen die Verwandlungen natürlich an der Materie der Pflanze ab. Substanzen wie Kohlenhydrate oder Mineralsalze werden nicht isoliert betrachtet sondern als Repräsentanten übergeordneter energetischer Prinzipien, die die Pflanze aufbauen. Traditionell bezeichnet man diese in der Spagyrik mit den Begriffen Sal, Sulfur und Mercurius. Sie sind als so genannte „philosophische Prinzipien" bekannt und stellen eine zentrale Grundthese der Spagyrik dar. Sie sollen in einem zweiten Buch über die Grundzüge einer lebenskundlichen Spagyrik näher beleuchtet werden. Hier sei lediglich erwähnt, dass die mineralischen Bestandteile einer Pflanze in enger Beziehung zum Sal-Prinzip stehen, die ätherischen Öle zum Sulfur-Prinzip und die Kohlenhydrate zum Mercurius-Prinzip. Die Metamorphose der materiellen Repräsentanten hat ihre Auswirkungen auf die energetischen Qualitäten der Prinzipien, d.h. durch alchemistische Arbeit an der Materie entstehen Wirkungen auf jene Grundkräfte, die dieser zugrunde liegen.

__ Metamorphose und Energie

Metamorphose führt eine Substanz von einer Zustandsform in eine andere. Zwischen der alten Form und der neuen steht die Umbauphase, die zwangsläufig den ursprünglichen Zustand zerstören muss. Hierzu führt die Spagyrik eine Substanz in die Prima materia zurück. Metamorphose im alchemistischen Sinne ist daher ohne das Auflösen einer Ordnung und das

Schaffen eines Chaos nicht vorstellbar. Gleichzeitig muss das Chaos nach Abschluss der transformierenden Prozesse wieder in eine neue Ordnung gebracht werden. All diese Prozesse benötigen Energie, sowohl die abbauenden als auch die aufbauenden. Die Dynamik der Metamorphose wird von diesen Energien geprägt.

Die Umwandlungsprozesse können dabei sehr unterschiedlich sein. Wie in der Natur gibt es sehr langsame Veränderungen, die im Außen kaum wahrnehmbar sind und solche, die rasch und mit einer hohen Dynamik ablaufen. So erinnert die im verschlossenen, dunklen Gefäß und ziemlich langsam vor sich gehende Gärung an das Puppenstadium der Raupe, in welchem sie sich im Verborgenen zum Schmetterling wandelt. Die Kalzination der verkohlten Pflanzenreste hingegen hat eher Ähnlichkeiten mit der so genannten Gesteinsmetamorphose, in der sich beispielsweise gewöhnlicher Kalkstein unter starker Hitze und hohem Druck zu edlem Marmor verwandelt.

Die Energien im Prozess der Metamorphose können also von außen kommen oder sich von innen entwickeln. Oftmals sind heftige, energiereiche Einwirkungen von außen Auslöser für subtilere Abläufe im Innern, oder es kommt zum Wechsel zwischen schnellen, energiereichen Veränderungen und solchen die langsam und energiearm ablaufen. So folgt im spagyrischen Prozess auf die energiereiche und rasche mechanische Zerkleinerung eine energiearme und langsame Gärung, der sich durch starke äußere Energiezufuhr eine Destillation anschließt. Man kann also erkennen, dass Metamorphosen Phasen unterschiedlicher energetischer Intensität durchlaufen. Jede hat ihren tieferen Sinn, der nur im Kontext des Gesamtprozesses beurteilt werden kann.

Vor diesem Hintergrund wird auch verständlich, dass das in der ganzheitlichen und biologischen Medizin oft propagierte „schonende Verfahren" zur Herstellung von Arzneien nicht als absolut gelten kann. Man muss genau wissen, wann „schonend" (oder energiearm) und wann „zerstörend" (also energiereich) vorzugehen ist. In der Spagyrik gehören beide zusammen und haben ihren Platz. Spagyrik-Essenzen kann man nicht in einer Art „Schonwaschgang" herstellen. Der spagyrische Prozess ist vielmehr eine „Zumutung", denn es wird von der Pflanze viel Mut verlangt, in die Metamorphose zu gehen. Letztlich aber wird dieser Mut mit der Quintessenz belohnt.

Quintessenz –
Die höhere Ordnung

Wohl kaum eine Wortschöpfung der antiken Philosophie und der Alchemie hat sich in den Sprachgebrauch der modernen Zeit so eingebürgert wie die der Quintessenz. Wenn man den Kern einer Sache, ihr Wesentliches, beschreiben will, dann wählt man häufig dieses Wort. Es ist lateinischen Ursprungs und meint wörtlich „das fünfte Seiende". Diese Bezeichnung lässt sich nur über die Verbindungen zum Ursprung in Philosophie und Alchemie erklären. Häufig wird es dort als „fünftes Element" bezeichnet, indem es den klassischen vier Elementen Feuer, Erde, Luft und Wasser zugeordnet bzw. gegenübergestellt wird. Aristoteles hatte ein solches fünftes Element angenommen und „Äther" genannt. Andere Bezeichnung für dieses Element waren Spiritus, Pneuma oder eben Quinta essentia, Quintessenz. Was macht die Quintessenz so besonders?

Nach Aristoteles hat der Äther bzw. die Quintessenz eine den übrigen Elementen übergeordnete Funktion. Er lokalisierte diese Kraft in der

Sphäre zwischen Mond und Fixsternen, von wo aus sie auf die, im irdischen Bereich wirksamen, vier Elemente einwirkt, sie entstehen lässt, sie durchdringt und sie steuert. Sie ist daher auch in der Lage, Unbelebtem Leben einzuhauchen. Im Gegensatz zu den vier Elementen ist der Äther unwandelbar und ewig und besitzt schon dadurch ganz andere Qualitäten.

Die Alchemie übernahm die Idee von der Quintessenz und machte sich zur Aufgabe, diese in der Materie zu suchen, sie vom „sterblichen Ballast" zu befreien und sie dann als „Arkanum" – als geheimes Allheilmittel – einzusetzen. Das alchemistische Ziel war also die Trennung des Heilsamen (Quintessenz) vom Unwirksamen, was sich auch im berühmten paracelsischen Satz des Scheidens von Falschem und Gerechtem widerspiegelt. Durch die Alchemie wurde die Quintessenz somit von einer übergeordneten Kraft zum Synonym für das „große Heilmittel", dem wundersame Kräfte innewohnen.

__ Quintessenz als Substanz

Die Vorstellung, die Quintessenz aus natürlichen Stoffen zu gewinnen, prägte die mittelalterliche Alchemie. Ein in jener Zeit weit verbreitetes alchemistisches Werk des Franziskaners Johannes de Rupescissa aus dem 14. Jahrhundert gab Anleitungen, wie die Quintessenz aus so gut wie allen natürlichen Substanzen durch Destillation gewonnen werden konnte, selbst aus giftigen Stoffen wie Arsen und Quecksilber. Nach Rupescissa sollte die Quintessenz des Alkohols als „Quinta essentia vini" die wertvollste und kräftigste aller Quintessenzen sein und zudem die Fähigkeit besitzen, die Quintessenz aus anderen Substanzen zu extrahieren. Für die Alchemisten waren die Wirkungen der Quintessenzen fast grenzenlos. Sogar das Leben sollten sie verlängern können.

Die traditionelle Spagyrik der heutigen Zeit orientiert sich häufig an dieser Interpretation des Begriffs Quintessenz. In diesem Sinne ist Quintessenz eine materiell fassbare Substanz, der die „überirdischen Kräfte" des Äthers innewohnen. Oft wird Quintessenz aber auch einfach als Bezeichnung für das im spagyrischen Prozess gewonnene Heilmittel gebraucht. Dann entspricht die alchemistische Arznei als Ganzes der Quintessenz. Das spagyrische Heilmittel *enthält* nicht die Quintessenz eines Stoffes sondern *ist* sie selbst.

__Quintessenz als Metamorphoseziel

Die aus dem spagyrischen Prozess hervorgehende Arznei als Quintessenz anzusehen, macht diese zum Ziel der Metamorphose. Eine Quintessenz ist somit eine natürliche Substanz, die auf höherer Ebene eine neue Form erreicht hat. Paracelsus selbst hat es als edelste Aufgabe der Alchemie betrachtet, die natürlichen Substanzen aus ihrem unvollkommenen in einen vollkommenen Zustand zu bringen. Denn die Natur habe nichts „zu ihrem Ende bereitet", vielmehr ist es Aufgabe des Menschen, das Werk zu vollenden, das die Natur begonnen hat. Allerdings nennt Paracelsus diese edlere Form einer Grundsubstanz nicht Quintessenz (er gebraucht den Begriff meist im Sinne einer extrahierbaren Materie). Paracelsus redet von der „ultima materia", was der letzten Materie und dem tiefsten Wesen der Substanz entspricht. Nach Paracelsus ist das zu erreichen, indem man von dem Stoff „das Unnütze" abtrennt und nur „das Nützige" behält – womit wieder die dualistische Idee des Scheidens von Gutem und Schlechtem in den Vordergrund tritt. Man darf sich jedoch die Frage stellen, ob Umwandlung im Sinne einer Metamorphose so abläuft, wie Paracelsus und die alten Alchemisten es sahen, indem man nämlich einen Stoff lediglich von seinen Schlacken befreit. Hierzu ein Bild:

Archäologen stoßen in einem Grab aus vorchristlicher Zeit auf verschiedene Beigaben. Im Zustand, wie sie aufgefunden werden, sind sie für den Laien von bloßen Steinklumpen kaum zu unterscheiden. Im archäologischen Institut werden die Fundstücke nun vorsichtig und vollständig von allen Ablagerungen befreit. Schließlich erscheinen reich verzierte und vergoldete antike Kunstobjekte. Was die Archäologen mit ihren Funden machten, ist wie Alchemie im paracelsischen Sinne: sie nehmen „das Unnütz vom Nützen". Ist mit den gefundenen Kunstwerken aber eine Metamorphose geschehen? Haben sie sich innerlich umgewandelt und eine neue Gestalt angenommen? Sie waren verschüttet und mit dicken Krusten aus Stein und Sand versehen, aber ihr eigentliches Wesen hat sich hinter diesen Schlacken lediglich konserviert. Die mechanische Reinigung stellte den Urzustand wieder her, verwandelte die Objekte aber nicht. Es ist eine Restauration im Sinne eines Wiederherstellens und keine Metamorphose. Restauration orientiert sich am Alten, Metamorphose am Neuen. Das eine blickt in die Vergangenheit, das andere in die Zukunft.

Der spagyrische Prozess ist ein Entwicklungsweg. Sein Ziel ist immer die Schaffung einer höheren Ordnung, der andere Qualitäten zukommen als der vorherigen. Das Scheiden von Gutem und Schlechtem (wenn man schon diese wertenden Begriffe verwenden will) kann hierbei nur ein Teilschritt innerhalb des Gesamtprozesses sein, einer, der nur in der Zusammenschau mit dem Metamorphoseziel richtig bewertet werden kann.

Quintessenz als Arkanum

Die alchemistische Medizin der Spagyrik kennt eine Vielzahl unterschiedlicher pharmazeutischer Präparate. Die Quintessenz ist ein solches Produkt – gleichgültig ob man sie als extrahierbare Substanz betrachtet oder als alchemistische Metamorphose der Pflanze in Form einer Spagyrik-Essenz. Daneben kennt die Spagyrik allerdings noch andere Präparationen wie das Magisterium, das Elixier oder das Arkanum. Für Paracelsus war in erster Linie das Arkanum von höchster Bedeutung.

Während bei anderen spagyrischen Zubereitungen nicht durchweg alchemistische Prozesse ablaufen müssen, ist das paracelsische Arkanum ein rein spagyrisches Produkt. Zur genauen Herstellung fehlen aber oft die entsprechenden Angaben. Es kann daher auch vermutet werden, dass der Begriff Arkanum weniger eine „Produktklasse" innerhalb der spagyrischen Arzneimittel darstellt als vielmehr eine besondere Qualität bezeichnet, die sich in sehr unterschiedlichen Präparaten zeigen kann.

Bei Paracelsus finden sich einige wenige Hinweise auf Merkmale, die ein Arkanum auszeichnen und an denen es zu erkennen ist. Zum einen enthält es nur die „Tugenden und Kräfte" einer Substanz, nicht aber dessen „corpora" (Materie). Ein Arkanum ist daher ein sehr vergeistigtes Arzneimittel, wir würden heute sagen ein rein „energetisches". Der Gehalt an Wirkstoffen wie Alkaloiden, Glykosiden, Bitterstoffen etc. spielt daher beim Arkanum nicht die Rolle wie bei anderen spagyrischen Zubereitungen. Nach Paracelsus ist ein Arkanum klar und durchsichtig. Auch gibt Paracelsus an, welches Ziel die Herstellung eines Arkanums haben muss und wie diese abzulaufen habe: *„Die Arcana sind etwas Neues ..., die Form muss erst zerbrochen und eine* *neue daraus geschaffen werden*". (Zitat aus „Paracelsusmedizin" s. Literatur).

Gerade dieser letzte Hinweis macht deutlich, dass insbesondere die Spagyrik-Essenzen deutliche Verbindungen zum paracelsischen Arkanum aufweisen: Das Solve und das Coagula erscheinen hier in Form von Tötung und Wiederherstellung mit dem Ziel der Erschaffung einer neuen Einheit. Spagyrik-Essenzen sind daher eindeutig alchemistische Arzneimittel im paracelsischen Sinne, auch wenn die heutige Herstellungspraxis nicht von Paracelsus selbst stammt.

Loslassen und Neuwerden – Eine Zusammenfassung

Solve et coagula – in diesen drei Worten kulminiert die spagyrische Idee. Man kann diesen spagyrischen Imperativ aber nur verstehen, wenn man um die tieferen Ziele des spagyrischen Prozesses weiß. Gleichgültig wie die Spagyrik auch verstanden wird – in enger Verbundenheit mit der Tradition und einem esoterisch-okkulten Weltbild oder in einer neueren Deutung, die sich unter Beachtung von Erkenntnissen aus moderner Naturwissenschaft, Psychologie und einer zeitlosen mystischen Spiritualität heraus entwickeln kann – stets geht es darum, Altes aufzulösen und in Neues zu überführen, um im Sinne von Entwicklung und Metamorphose höhere Ebenen und neue Qualitäten zu erreichen.

Eine lebenskundliche Spagyrik will den Menschen mit seiner Biographie in das Zentrum stellen. Jeder Lebensweg bringt Brüche mit sich, große und kleine. Aber Brüche können Sprünge werden, nein, sie *sollen* Sprünge werden. Nur so haben sie einen tieferen Sinn. Dazu muss man sie als Teil des persönlichen Entwicklungsprozesses sehen, den man durchläuft. Die Natur gibt die Dynamik solcher Prozesse vor, sowohl in der anorganischen Welt, wie wir es in der Entwicklung von Marmor aus Kalkstein heraus erkennen können oder in der Welt des Lebendigen, wenn die Raupe zum Schmetterling wird. Der Mensch hat die Weisheit dieses Weges erkannt und in der Alchemie nachgearbeitet. Nach dem hermetischen Prinzip des „Wie oben so unten" erschafft er im Kleinen, was die Natur im Großen vormacht. So wird er kreativer Mitgestalter einer großen kosmischen Metamorphose.

Lebenskundliche Spagyrik will Impulse zur menschlichen Reifung geben. Krisen und Krankheiten werden dabei als Rückführung in das Chaos der Prima materia gedeutet, aus der heraus Neues entstehen kann. Diesen Schritt zu vermeiden oder zu bekämpfen ist zwar menschlich verständlich, vom Prozess her gesehen aber wenig hilfreich. Das Leben trägt uns nicht auf Händen hin zur seelisch-geistigen Reife. Das Chaos soll weder ängstlich vermieden noch aggressiv bekämpft werden. Es sucht Begleitung. Was aber kann diese Konfusion mehr begleiten als etwas, das diesen Weg schon kennt, weil es ihn schon gegangen ist? Spagyrik-Essenzen sind alchemistische Metamorphosen von Pflanzen, die den Weg des „Solve et coagula" schon hinter sich haben, Pflanzen, die das Chaos schmerzhaft durchlebt haben, die bereit waren, Altes herzugeben um Neues zu erlangen. In Form von Spagyrik-Essenzen treten uns Pflanzen zur Seite, die genau „wissen", was es heißt, ins Chaos gestürzt zu werden. Sie haben keine geheimnisvollen Heilkräfte im Gepäck, mit denen sie uns aus dem Sumpf von Schmerz und Leid herausziehen können. Auch sind ihre Hände leer. Da gibt es keine okkulten Energien und magischen Kräfte. Sie haben nur sich selbst. Ihre Heilkraft ist ihr exemplarisch durchlebter Prozess durch das Chaos hin zur Quintessenz. Spagyrik-Essenzen sind damit Kraftsymbole, und als solche können sie den Menschen in seinem eigenen Chaos dazu anregen, den Weg mutig und mit Vertrauen weiterzugehen.

Teil 2

Der Weg

Die vier Stufen des spagyrischen Prozesses

In der Alchemie gibt es sehr verschiedene labortechnische Operationen. Sie werden in der Regel in einer bestimmten Reihenfolge durchgeführt, um das „Große Werke" zu vollenden. Je nachdem welches Ziel verfolgt wird, oder welches Ausgangsmaterial alchemistisch aufbereitet werden soll, können Anzahl und Ablauf variieren. Die Operationen tragen lateinische Bezeichnungen, die das Wesen des jeweiligen Prozesses beschreiben wie z.B. *Mortificatio* (Tötung), *Sublimatio* (Erhöhung), *Solutio* (Lösung) oder *Separatio* (Trennung). Für den Prozess zur Gewinnung spagyrischer Pflanzenessenzen werden vier alchemistische Techniken angewandt, die „zum Fünften" führen, zur Quintessenz:

1. Putrefactio (in der Gärung)
2. Sublimatio (in der Wasserdampfdestillation)
3. Calcinatio (in der Veraschung)
4. Conjunctio (in der Verbindung von Asche und Destillat)

Die Art der Techniken und ihre Reihenfolge ergeben sich aus dem Ziel, das erreicht werden soll. Wie im ersten Teil dargelegt, soll die natürliche Form einer Pflanze aufgelöst und in Richtung der Prima materia zurückgeführt werden. Sie wird somit zunächst aus der Ordnung ihrer gewachsenen Form ins Chaos gestürzt. Dazu dient der fermentative Aufschluss während der Gärung. Im alchemistischen Sinne kann man hierin eine *Putrefactio* sehen, eine „Fäulung" also. Hat das Chaos seine Aufgabe erfüllt, geht es darum, für das eigentliche Wesen der Pflanze eine neue Form zu bilden. Dazu muss dieses Wesenhafte aus dem Chaos befreit werden. Das ist Aufgabe der Wasserdampfdestillation. Als *Sublimatio* führt sie zur „Erhöhung".

Die zurückbleibenden Pflanzenreste werden verbrannt und verascht, um sie aus der alten Form in eine neue zu bringen. Dieser Prozessschritt nennt sich *Calcinatio*. Indem nun die gewonnene Asche ins Destillat gegeben wird, vereinigt sich das zuvor Abgetrennte. Bevor es zur „Geburt" einer neuen Ordnung als Essenz kommt, mischen sich das Flüssige und das Feste in der so genannten *Conjugatio*. Sie geht direkt über in die *Conjunctio*, die für die Vereinigung zu einer neuen Form und Ordnung steht. Diese ist entstanden, wenn die letztlich unlöslichen Anteile der Asche abfiltriert sind. Die *Conjunctio* ist die Geburt der Quintessenz.

Für eine lebenskundlich ausgerichtete Spagyrik ist es von besonderer Bedeutung, diese vier

Stufen, die von der Pflanze zur Essenz führen, mit dem Menschen und seinem Entwicklungsweg in Verbindung zu bringen. Das erreicht man, indem zwischen Pflanze und Mensch eine Analogie hergestellt wird. Nach dem hermetischen Prinzip der Entsprechung („Wie oben so unten, wie außen so innen") lässt sich der spagyrische Laborprozess, der an der Pflanze abläuft, auf den Lebensprozess des Menschen übertragen. Dies hat schon Carl Gustav Jung gemacht, als er die Alchemie psychologisch deutete. Anders als in der Psychologie entsteht daraus jedoch nicht nur ein gedankliches Konstrukt, das Anleitung zum therapeutischen Handeln vermittelt, sondern eine konkrete spagyrische Arznei, deren Symbolkraft zu ihrer Heilkraft wird.

I. Putrefactio

Entsprechend den Herstellungsvorschriften für die spagyrischen Pflanzenessenzen wird das Pflanzenmaterial mechanisch fein zerkleinert und mit einer definierten Menge Wasser und Hefe zur Gärung angesetzt. Unter täglichem Durchmischen des Ansatzes wird diese solange durchgeführt, bis keine Gärabläufe mehr erkennbar sind wie Blasenbildung und Entweichen von Gärgasen. Je nach Pflanze und Temperatur kann dies mehrere Tage bis Wochen dauern. Bei der Gärung laufen fermentative Prozesse ab, während derer die Hefe bestimmte Inhaltsstoffe der Pflanze abbaut, wodurch Gärungsprodukte entstehen, die zuvor in der Pflanze selbst nicht vorhanden waren. Eine der wichtigsten dieser Substanzen ist Alkohol, der sich aus den pflanzlichen Kohlenhydraten bildet.

Alchemistisch führt die Gärung in den Zustand der *Nigredo*, der Schwärze, wo nichts als Finsternis herrscht. Die Putrefactio entspricht dem Fall ins Chaos. Sie wird symbolisiert durch den schwarzen Raben. Ihr Element ist das Wasser.

__ Der Prozess

Der Beginn des spagyrischen Weges von der Pflanze zur Essenz ist ausgesprochen einschneidend – und das im wahrsten Sinne des Wortes: Die Pflanze wird abgeschnitten oder ausgegraben, zerhackt und biochemisch abgebaut. Was bleibt von ihr übrig? Eine zähe oder dickflüssige Masse von eigentümlichem Geruch. Nichts daran erinnert mehr an die Pflanze, die noch kurze Zeit zuvor Bienen umsummten. In einem dunklen Fass, von der Umwelt hermetisch abgeschlossen, muss sie sich den zerstörerischen Kräften überlassen. Kein anderer alchemistischer Prozess kann bei der Herstellung spagyrischer Pflanzenessenzen den Anfang machen. Nur die Gärung löst die alte Form und Struktur derart auf, dass ein Symbol für die Prima materia entsteht: der vergorene Pflanzenbrei tief im kühlen, dunklen Bottich.

Wenn die lebenskundliche Spagyrik eine Analogie zwischen Pflanze und Mensch aufbaut, dann lässt sich auch der spagyrische Prozess, den die Pflanze durchläuft, auf den Menschen und seinen Lebensweg übertragen. Vor diesem Hintergrund können für das Stadium der Putrefactio starke Emotionen zugeordnet werden. Und das sind keine angenehmen. Das zentralste Gefühl, das in dieser Phase des spagyrischen Prozesses auftaucht, ist die Angst.

Alles, dem die Pflanze hier begegnet, ist vom Wesen her lebensfeindlich: Zerstörerische Kräfte wirken auf sie ein und gewinnen Macht über sie. Dadurch wird ihre Form und Struktur zerstört. Wir Menschen fürchten kaum etwas mehr, als wenn Ordnungen, die unserem Leben Sicherheit geben, aufgelöst werden. Dann gibt es nichts mehr, was uns Halt vermittelt und es droht der Sturz ins Bodenlose. Und alles außerhalb bewusst spürbarer Strukturen ist ungewiss, unberechenbar und entzieht sich unserer Kontrolle. Wir können uns auf nichts mehr verlassen. Hierauf reagiert die menschliche Psyche mit Angst.

Jede Angst vor dem Chaos ist eigentlich eine Art Todesangst. Der Tod ist das sicherste und gleichzeitig unheimlichste Chaos, dem jeder Mensch mit jedem Atemzug ein Stückweit näher kommt. Jedes Auflösen von Halt gebenden Strukturen im Leben erinnert den Menschen an dieses Unausweichliche. Alles, was ins Chaos stürzt, ist ein kleiner Tod. Deshalb ist es verständlich, dass der Mensch mit all seinen Kräften versucht, Chaos zu vermeiden – dabei jedoch immer wieder scheitert.

In der Gärung stirbt die Pflanze einen kleinen Tod. Aber es sind nur die gewachsenen Strukturen, die sterben und sich auflösen, nicht das Wesen der Pflanze selbst. In diesem geschehen während des Stadiums der totalen Unordnung Umwandlungsprozesse – die Metamorphose der Pflanze zur Essenz beginnt. Chemisch lässt sich das an den Gärabläufen ablesen. Die zugesetzte Hefe dient hierbei als Katalysator, um die Kohlenhydrate der Pflanze ab- und umzubauen. Dieser fermentative Prozess liefe auch ohne Hefezusatz ab, da auf jedem Pflanzenmaterial Pilze zu finden sind, die solche Vorgänge in Gang bringen können. Allerdings wären diese Abläufe nicht sehr effektiv und auch schlecht zu kontrollieren.

Für die lebenskundliche Deutung der Vorgänge bei der Gärung ist es wichtig, auf diese Umwandlungsprozesse zu achten. Chemische Substanzen, welche die natürlich gewachsene Form der Pflanze ausmachten, werden abgebaut, um aus ihnen neue Stoffe aufzubauen, die später als ordnende Strukturen auf der Ebene der Quintessenz dienen sollen. Am deutlichsten fällt hier die Umwandlung der Kohlenhydrate zu Alkohol auf. Auch wenn in der traditionellen Spagyrik der gewonnene Alkohol oft als einzig bedeutsame Umwandlungssubstanz betrachtet wird, bilden sich im Gärprozess noch viele andere neue Stoffe aus dem Pflanzenmaterial. Neben dem freiwerdenden Kohlendioxid entstehen z.B. Glycerin, Butandiol, organische Säuren, Ester und Aldehyde. Soweit diese flüchtig sind, treten sie mit dem Alkohol ins Destillat über und prägen oft den Geruch der späteren Essenz (wenn dieser nicht durch ätherische Öle bestimmt wird).

Eine Putrefactio ist daher nicht nur ein Tod. Der Gärbottich ist das Grab für die Pflanze zugleich aber die Gebärmutter für ihre Essenz – denn in ihm entsteht das Neue aus dem Alten und wächst heran. Tod und Leben stehen in der

Gärphase des spagyrischen Prozesses eng beieinander. Auf den ersten Blick scheint die Todesthematik zu dominieren, weshalb die symbolische Deutung der Putrefactio immer in Richtung Leid, Schmerz und Verlust geht. Aber wie die Gärung aus Kohlenhydraten Alkohol machen kann, ist die Putrefactio im Menschen in der Lage Angst zu transformieren. In eine Analogie gebracht ist dies die erste Lernaufgabe der Pflanze auf dem Weg zu ihrer Essenz.

__ Das Potenzial

Es lässt sich in Zerstörung und Destruktion durchaus Sinnhaftes erkennen – vorausgesetzt, man betrachtet den Prozess in seiner Gesamtheit: Erst durch das Absterben von Altem kann Neues entstehen. Diese Erkenntnis macht das Leid nicht weniger schmerzhaft, aber es lässt sich leichter ertragen. Die Begegnung mit dem Chaos kann darüber hinaus noch andere wertvolle Qualitäten erkennen lassen. Auch unabhängig vom Sinn eines dadurch entstehenden Neuen, verweist der Gärprozess auf grundlegend positive Wesenseigenschaften, die im menschlichen Leben Bedeutung haben.

Erst wenn man die krampfhafte Abwehr gegen das Auflösen und Zerstören aufgegeben hat, lassen sich die hinter diesem Prozess wirkenden Kräfte erkennen. Es sind jene, welche die griechische Naturphilosophie den Qualitäten des Elementes Wasser zuordnet. Die Elementenlehre zeigt, dass sich die Kräfte der Elemente sowohl positiv wie negativ auswirken können. Positiv dann, wenn sie sich in den Gesamtprozess integrieren und dort ihre Aufgabe erfüllen, negativ, wenn die Kräfte sich abspalten, isoliert ablaufen und sich nicht dem Prozess eingliedern. Wenn die Pflanze in der Gärung die Putrefactio durchläuft, kommt sie mit den Qualitäten des Wasserelements in Kontakt. In ihrer positiven Ausprägung zeigen sich diese als Potenziale, in ihrer negativen als Schatten. Ziel ist es, dass diese Begegnung (symbolhaft ausgedrückt) ein Lernprozess wird. Er soll dabei helfen, das Wesen, das die Pflanze aus ihrer alten Form mitbringt, in eine neue, durch das Potenzial des entsprechenden Prozessschrittes transformierte, Struktur einzubinden.

Dem Element Wasser wird die Kraft zugesprochen, Festes aufzulösen und zu verteilen. Wenn ein Entwicklungsweg es verlangt, dass vorhandene Strukturen materieller oder immaterieller Natur aufgelöst werden, dann vermittelt das Element Wasser die nötigen Fähigkeiten dazu. Mit Hilfe dieser Qualitäten gelingt es, Verhärtungen zu lösen. Was dazu grundlegend wichtig ist, ist Vertrauen. Wo man aufmachen kann, hergeben kann, sich schutzlos machen kann, da herrscht keine Angst. In der Putrefactio ruht somit das große Gegenmittel für die Angst: das Vertrauen. Das Potenzial des Gärprozesses ist die Fähigkeit, sich einem Prozess vertrauensvoll zu überlassen und die von Angst gespeiste Gegenwehr aufzugeben. Das Element Wasser ist das emotionalste aller Elemente. Es kann gefühlvoll machen, aufnahmefähig für die Bedürfnisse anderer, empathisch und kreativ. Ist ein Mensch in das Chaos einer Lebenskrise oder einer Erkrankung gefallen, wird ihm die Möglichkeit dargeboten, diese Qualitäten in seinem Wesen zu entwickeln. Wie die Pflanze aus ihrem „alten Leben" die Kohlenhydrate mitbringt und vom Gärprozess verwandeln lässt, soll der Mensch seine Angst, seine Abwehr und seine emotionale Verhärtung in sein Chaos hineintragen und aus ihnen Vertrauen, Offenheit, Hingabefähigkeit und Gefühlsreichtum entstehen lassen – und zwar in genau der Art, wie es seinem ganz persönlichen Wesen entspricht.

__ Der Schatten

Wie schon erwähnt, hat jede Elementqualität ihre Licht- und Schattenseite. Ob die eine oder die andere Seite den spagyrischen Prozess prägt, hängt von der Steuerung des Prozesses ab. Und diese liegt in der Hand des Spagyrikers, der die Pflanze auf ihrem Weg begleitet. Die definierte Herstellungsvorschrift, die das Homöopathische Arzneibuch beschreibt, gibt eine klare Struktur vor, um den Prozess zur Metamorphose werden zu lassen, was heißt, dass die Potenziale der einzelnen Prozessschritte entwickelt werden können. Dennoch ist die Gefahr immer vorhanden, in den Schatten abzugleiten.

Das Element Wasser ist passiv. Es überlässt sich äußeren Energien und Kräften. Positiv entfaltet sich diese Eigenschaft, wenn sie aus dem Vertrauen in einen „höheren Sinn" heraus wirksam wird. So entstehen Hingabe, Einfühlungsvermögen und Liebesfähigkeit. Zur Gefahr werden die Qualitäten des Wasserelementes, wenn sie überhand nehmen oder dazu dienen, Fehlentwicklungen verdrängen oder kompensieren zu wollen.

Ein Kennzeichen des Schattens, dem die Pflanze in der Putrefactio begegnet, ist die Trägheit. Im Gärbottich läuft nichts aktiv und dynamisch ab, hier ist es dunkel, still und (von außen gesehen) fast leblos. Die Wandlungsprozesse laufen im Verborgenen ab. Die Pflanze ist dazu verdammt, dies willenlos über sich ergehen zu lassen und auszuhalten. Sie hat keine Verbindung mehr zu Initiative und aktiver Gegenwehr. Da wir uns den Menschen an der Stelle der Pflanze denken, können wir erahnen, was sich für diesen hieraus entwickeln kann: Resignation und Selbstaufgabe sind die großen Gefahren dieses alchemistischen Prozessschrittes. In der Putrefactio steckenzubleiben heißt, sich willenlos äußeren Kräften zu überlassen, orientierungslos durchs Leben nicht zu gehen, sondern vielmehr von den Umständen „gegangen zu werden". Hier liegt dann die Quelle für Fremdbestimmung und Suchttendenz.

Der Rückzug aus der Realität und das Fliehen in Traumwelten, gehört zentral zur Schattenthematik der Putrefactio. Wenn die Welt nicht schön ist, wird sie sich schön gedacht. Zugleich bekommt das Emotionale einen derart hohen Stellenwert, dass die Gefahr droht, von Gefühlen und Stimmungen abhängig zu werden. Ein Mensch, den der Schatten der Putrefactio gefangen hält, schwimmt widerstandslos im Fluss des Lebens mit, ihm fehlt die innere Verbindung zu seinem eigenen Wesenskern und dessen Idealen und Zielen. So drohen die Stille und die Tiefe des Gärbottichs zum gähnenden Abgrund der Depression zu werden.

__ Die Hilfe

Die Begegnung der Pflanze mit den Qualitäten der vier Prozessschritte ist für sie immer eine Herausforderung. Der Prozess an sich ist eine Zumutung – und wenn die Pflanze nicht in der Lage ist, selbst Mut in den Prozess mit einzubringen, kann sie dem Schatten schnell erliegen. Bei wohl keiner alchemistischen Operation ist dies so deutlich erkennbar wie in der Putrefactio. Sie wird als *Mortificatio* – als Tod – erlebt. Und ein Tod ist sie auch: Die Kamille wird nie mehr als Pflanze auf dem Feld stehen; sie kann aber als Spagyrik-Essenz eine höhere Form erreichen – und als Quintessenz auferstehen.

 Im Zustand der Putrefactio kann man an ein solches „Happy end" nur sehr schwer glauben. Hier herrschen Verzweiflung und Trauer. Über der ganzen Situation hängt eine drückende Ölbergstimmung. Gerade weil hier das Depressive so im Vordergrund steht, ist es wichtig, den Blick klar auf die Potenziale zu lenken, die in dem Prozess verborgen sind. Diese zu entwickeln ist das Ziel. Was aber hilft, das Licht am Ende des Tunnels erblicken zu können?

Das Schmerzhafte des Zerstörens der alten Form verhindert oft den Blick auf ein weiteres positives Element, das mit dem Auflösungsprozess einhergeht. Auflösen von alten Ordnungen heißt auch Befreiung aus alten Strukturen. Wenn ein altes Haus abgerissen wird, wird Platz frei. Die Sicht kann weiter gehen und der Blick erkennt bisher Verborgenes. Plötzlich können sich neue Möglichkeiten auftun, die zuvor kaum denkbar waren. Im Putrefactio-Zustand ist es daher eine große Hilfe, erstens die Frage nach dem Neuen zu stellen, das sich nun auftut und zweitens nach Chancen zu suchen, die sich hieraus ergeben. Erst wenn man das Befreiende in der Putrefactio spüren kann, ist der Weg frei ins Neue. Was hier in die Auflösungsphase mit ihrer Dominanz des Wasserelements hineinwirkt, sind die ersten Anzeichen des nächsten Schrittes auf dem Weg zur Essenz. Hier zeigen sich zarte Regungen des Elementes Luft, mit dem das Pflanzenwesen nun eine intensive Begegnung haben wird.

Mit Hilfe der Qualitäten des Elementes, das den nächsten Schritt des Prozesses beherrscht, wird es also möglich, das Potenzial zu erkennen und den Schatten zu überwinden.

Putrefactio
- Übersicht -

spagyrische Operation:	Gärung
alchemistisches Symbol:	schwarzer Rabe
Element:	Wasser
chemischer Prozess:	Umwandlung von Kohlenhydraten zu Alkoholen und Entstehung weiterer Gärprodukte
Idee des Prozesses:	Auflösung alter Strukturen und Ordnungen
Potenzial:	• Vertrauen • Empathie • Liebesfähigkeit • Bauchgefühl • Kreativität • Gefühlsreichtum
Schatten:	• Trägheit • Willensschwäche • Depression • Selbstaufgabe • Resignation • Realitätsverlust • Weltflucht • Sucht
Hilfe:	Die Erkenntnis, dass die Auflösung des Alten eine Befreiung hin zum Neuen ist

II. Sublimatio

Der Herstellungsprozess spagyrischer Pflanzenessenzen schreibt nach abgeschlossener Gärung eine Destillation vor. Hierzu wird die gesamte vergorene Masse einer Wasserdampfdestillation unterworfen. Dabei durchströmt heißer Dampf das Pflanzenmaterial und nimmt die dort befindlichen flüchtigen Substanzen mit. In der Regel sind das alle Stoffe, die eine Molekülmasse von 250 Dalton nicht überschreiten. Sie scheiden sich in einer klaren Flüssigkeit, dem Destillat, ab.

Man kann die flüchtigen Stoffe des Gäransatzes unterscheiden in solche, die den Gärprozess unverändert durchlaufen haben (also in dieser chemischen Form schon in der „alten Ordnung" der gewachsenen Pflanze vorhanden waren, z.B. ätherische Öle) und in solche, die erst während der Gärung entstanden sind, wie der schon beschriebene Alkohol und die weiteren Spaltprodukte des Putrefactio-Prozesses.

Alchemistisch entspricht die Destillation einer Sublimatio, einer Erhöhung, die aus dem Dunkel hinauf ins Licht führt. Ihr Symbol ist der aufsteigende Vogel, ihr Element ist die Luft.

Der Prozess

Die Destillation beendet den leidvollen Prozess der Auflösung, der Isolierung und der Machtlosigkeit, welchem die Pflanze in der Putrefactio ausgesetzt war. Sie mag ihr wie eine Befreiung aus dem Kerker erscheinen: Der Deckel des Gärfasses öffnet sich, Licht und Luft strömen hinein, der Weg ist frei. Der völlig unförmig gewordene organische Brei, zu dem die Pflanze abgebaut wurde, wird herausgehoben und in die Destillationsapparatur gegeben. Nun durchströmen heiße Dämpfe die Masse, die viele Stoffe aus ihr mitreißen und ihnen somit die Freiheit schenken.

Auf die während der Vergärung neu entstandenen Stoffe wurde schon ausführlich eingegangen. Sie repräsentieren die *geistigen* Strukturen der neuen Ordnung der Essenz, zu der das Pflanzenwesen sich hin entwickelt. Die Repräsentanten der *materiellen* Strukturen werden dann später im Veraschungsprozess der Calcinatio gebildet. Mit dem Wasserdampf gehen aber auch bestimmte flüchtige Pflanzenstoffe mit, die die Pflanze schon besaß, als sie noch in der Erde wuchs und die die Putrefactio nicht angreifen konnte. Als einzige widerstehen sie dem „Solve" des Abbauprozesses und haben deshalb für die spagyrische Pflanzenessenz eine besondere Bedeutung.

Traditionell betrachtet die Spagyrik die Substanzgruppe der ätherischen Öle als Vertreter dieser Stoffe. Wie der Alkohol bei den neu entstandenen Stoffen die Hauptrolle spielt, so tun das die ätherischen Öle bei den Substanzen, die unverändert bleiben. Aber auch hier gibt es noch weitere chemische Verbindungen, die der Gärprozess nicht angreift. Hierzu zählen gewisse Schwefelverbindungen (Senföle), Fettsäuren, niedrige Alkaloide aber auch bestimmte Aldehyde und Ester, soweit sie schon in der ursprünglichen Pflanze vorhanden waren. Zusammen mit den ätherischen Ölen stehen sie nach dem Prinzipienmodell der Spagyrik für das Sulfur-Prinzip der Pflanze, so wie die Kohlenhydrate dem Mercurius-Prinzip und die Mineralsalze dem Sal-Prinzip zugeordnet werden.

Vor dem Hintergrund des vierstufigen spagyrischen Prozesses ist das Sulfur-Prinzip das unveränderbare Prinzip. Mercurius und Sal erfahren jeweils intensive Umwandlungen in der Putrefactio bzw. Calcinatio. Sulfur bleibt unangreifbar und wird durch die Destillation lediglich aus der natürlich gewachsenen Struktur befreit. Während der Sublimatio verlässt das Sulfur-Prinzip die Pflanze und tritt in eine höhere Ebene ein. Man könnte sagen, erst mit der Destillation stirbt das Pflanzenwesen als „alte Form", da ihre „Seele" sie jetzt verlässt. Aber sie tut es nicht allein. Sie nimmt die Repräsentanten einer neuen geistigen Ordnung mit, denn alle flüchtigen Gärprodukte (Mercurius-Prinzip) gehen mit ihr. Gemeinsam bilden sie als Destillat die (noch unvollständige) Grundlage für die spätere Essenz.

Befreiung ist das Grundthema der Destillation, so wie die Auflösung im Zentrum des Gärprozesses steht. Damit sind grundlegend unterschiedliche Gefühle verbunden. Man könnte es so formulieren, dass das Pflanzenwesen aus Depression und Resignation hinaustritt in eine lichte Dimension, die keine Begrenzungen kennt. Damit lernt sie die Begeisterung unendlicher Glücksgefühle kennen. Sie ist dem Rachen des Todes entkommen, und es scheint, dass ihr nun alle Wege offenstehen. Allerdings hat die Sache einen Haken. Die Pflanze musste für ihre Freiheit einen Preis bezahlen. Sie hat einen Teil ihrer selbst zurücklassen müssen. Die Destillation ist einerseits eine Befreiung, andererseits aber stellt sie auch eine Trennung dar. Wie im Sterben alles Lebendigen löst sich etwas Geistiges aus seiner materiellen Grundlage. In diese wird sie nie mehr zurückkehren. Die Sublimatio ist Erhöhung und Trennung gleichzeitig.

Im Destillat hat sich das Wesen der Pflanze ganz vergeistigt. Sie ist aus der gewachsenen Form zu einem „Geistwesen" geworden – mit allen Möglichkeiten, die diese Zustandsform bietet, aber auch mit ihrer Unvollkommenheit. Die Sublimatio ist für die Pflanze (auch wenn es ihr im Moment der Befreiung anders erscheinen mag) nur eine Zwischenstufe und noch längst nicht das Ende ihrer Metamorphose zur Quintessenz. Es gilt auch hier Potenziale zu entfalten und Schatten zu überwinden.

__ Das Potenzial

Während die Putrefactio ein passiver Prozess ist, bei dem die Umwandlung im Verborgenen abläuft, ist die Sublimatio ausgesprochen dynamisch. Wo vorher Kühle und Dunkelheit herrschte, da ist jetzt Hitze und Licht. Der Weg geht unaufhaltsam nach oben: Die Wasserdämpfe steigen auf und reißen Stoffe aus dem vergorenen Ansatz mit. In der Putrefactio herrschen die Kräfte des Wasserelements. Die Qualitäten, welche die Sublimatio prägen, sind jene des Elementes Luft.

Wie das Wasser ist das Luftelement weich. Aber diese Weichheit trägt im Gegensatz zum Wasser eine hohe Dynamik und Energie in sich. Diese hat die Tendenz, sich von der trägen Materie zu befreien. Dabei überwindet sie sogar so zentrale Naturkräfte wie die Schwerkraft. Während das Wasser der Schwerkraft völlig ausgeliefert ist, kann die Luft diese bezwingen.

Sublimatio heißt übersetzt Erhöhung. In ihr kann ein Stoff oder ein Wesen eine höhere Ebene der Existenz erreichen. Für den spagyrischen Prozess ist dieser Schritt von großer Bedeutung. Durch die Sublimatio kommt es zum Sprung auf diese höhere Ebene. Daher ist die Destillation für den Weg der Pflanze hin zur Essenz von so großer Wichtigkeit. Aber die Art der Destillation muss dem Wesen der Sublimatio entsprechen, in der die Dynamik der Befreiung ganz im Vordergrund steht. Deshalb findet sich in der Herstellungsvorschrift auch die Wasserdampfdestillation, die rasch und bei relativ hohen Temperaturen abläuft. Für die Gewinnung anderer spagyrischer Heilmittel wählt man manchmal auch die langsame Vakuumdestillation, die es erlaubt, bei tieferen Temperaturen zu destillieren. Sie passt dieser Eigenschaften wegen aber nicht für die Herstellung von Spagyrik-Essenzen.

Für das Pflanzenwesen ist die Erfahrung der Sublimatio die einer Distanzierung von der Schwere der Materie. Aus der Höhe kann man viel mehr erkennen und überblicken, sieht Zusammenhänge und Verbindungen, die sonst kaum wahrzunehmen sind. Das ist das große Potenzial der Sublimatio, was ja auch während der Putrefactio hilfreich ist, um deren Schattendynamik nicht zu erliegen. Durch die Sublimatio kann man über den Dingen stehen und sich dem Würgegriff der Resignation und Selbstaufgabe entziehen.

Zu ihren Potenzialen gehören aber auch bestimmte Eigenschaften des Luftelementes. Luft ist das geistigste aller Elemente. Im Menschen steht es für das klare Denken und bewusste Wahrnehmen der Realität. Der menschliche Geist in Form von intellektuellen und mentalen Fähigkeiten wird dem Element Luft zugeordnet. Hier sind also die Verstandesfunktionen angesprochen. Das Luftelement macht klar, bewusst und realistisch. Es bildet auch hierdurch einen Gegenpol zum Diffusen, Träumerischen und Unklaren des Wasserelementes.

In der Destillation kommt das Pflanzenwesen mit diesen Qualitäten in Berührung. Auf den Menschen übertragen kann das heißen, dass er durch die Sublimatio in die Lage versetzt wird, die Realität klar und deutlich wahrzunehmen, die Wirklichkeiten des Lebens richtig einschätzen zu können und von einer höheren Ebene aus den Überblick über die Prozesse der eigenen Wandlung zu behalten.

Der Schatten

Die Destillation trennt die flüchtigen Stoffe aus der Gärmasse ab und fixiert sie in einem wässrigen Medium. Das Geistige des Pflanzenwesens scheidet sich von seiner materiellen Grundlage. Hier spiegelt sich der Satz des Paracelsus vom Scheiden des Falschen vom Gerechten. Und in dieser Wertung liegt auch eine der Gefahren der Sublimatio. Sie zeigt sich besonders, wenn die Sublimatio in erster Linie als *Separatio*, als Trennung also, verstanden wird.

Wenn das hohe Geistige auf das niedrige Materielle herabschaut, kann das ein elitäres Bewusstsein fördern. Dann wird die Unterteilung der Welt in Gut und Böse gerne dafür herangezogen, sich der eigenen geistigen Überlegenheit zu vergewissern und sie zu demonstrieren. In der heutigen Gesellschaft ist die intellektuelle und akademische (aber auch die esoterische) Elite besonders für solch negative Tendenzen der Sublimatio empfänglich. Aus einer Erhöhung kann schnell eine Überheblichkeit werden.

C.G. Jung erkennt in der Sublimatio die Trennung des Ich-Bewusstseins vom Unbewusstsein und die Gefahr, die aus ihr entstehen kann. Sie mündet nicht selten in eine Hybris. Hybris ist in der Mythologie ein Zustand der Überheblichkeit, aus dem in einem geistigen Übermut frevelhaftes Tun erwächst. Ein biblisches Motiv hierfür ist der Turmbau zu Babel. Die technischen Errungenschaften der Moderne lassen den Menschen leicht in eine Hybris gleiten.

Die zunehmende Intellektualisierung der Gesellschaft und vieler Bereiche des menschlichen Lebens können als Anzeichen der Schattenthematik der Sublimatio gewertet werden. Diese „intellektuelle Hypertrophie" scheint zum Normalzustand einer vernetzten und globalisierten Welt geworden zu sein. Die größte Gefahr einer solchen Entwicklung dürfte in einer Entfremdung von ethischen und moralischen Grundwerten liegen. Wenn die Erhöhung soweit geht, dass das Geistige sich vom Gewissen des Menschen abspaltet und es unter sich zurücklässt, dann könnte der moderne Turm zu Babel kurz vor dem Einsturz stehen. Hier ergeben sich Verbindungen zum Schattenthema des vierten Prozessschrittes, der Conjunctio. Bei dieser jedoch steht die Versuchung zur Macht im Vordergrund, bei der Sublimatio die geistige Überheblichkeit.

Zur Schattenthematik der Sublimatio gehören auch Qualitäten des Luftelements, wenn sie übersteigert gelebt werden. Luft kann einen Menschen zum „Luftikus" machen, der unstet, leichtsinnig und oberflächlich durchs Leben geht. Zuverlässigkeit gehört nicht zu den Stärken eines solchen Menschen. Er ist vielmehr wankelmütig, flatterhaft und kann sich nur schlecht festlegen. Für solche Menschen kann Freiheit zur Obsession werden. Das kann bis zur Unfähigkeit gehen, Bindungen einzugehen.

Die Hilfe

Was schützt die Sublimatio davor, in die Überheblichkeit der Hybris zu münden? So, wie in der Putrefactio dem Element Wasser die Qualitäten des Luftelementes helfen können, sich vom Chaos zu distanzieren und nicht in ihm unterzugehen, so kann ein anderes Element wiederum dem Element Luft in der Überwindung des eigenen Schattens behilflich sein. Wenn das Geistige zu hoch fliegt, muss es wieder den Kontakt zum Boden suchen. Der aufsteigende Vogel muss seinen Höhenflug nicht gleich wieder beenden, aber er darf die Erde nie aus den Augen verlieren. Stets muss er sich der Tatsache bewusst sein, dass kein Flug ewig dauern kann. Was aufsteigt, muss auch wieder absteigen. Verweigert der Vogel sich dieser Tatsache, wird er vielleicht irgendwann aus völliger Erschöpfung tot zu Boden fallen.

Der Sublimatio gibt das Element Erde die nötige Bodenhaftung. Im spagyrischen Prozess prägt dieses Element die alchemistische Operation der Conjunctio, wenn sich das Destillat mit der, in der Kalzination gewonnenen, Asche verbindet. Damit führt die Befreiung in eine neue Bindung, aber auf einer höheren Ebene. Das abgespaltene Geistige bringt die Erfahrungen der Sublimatio in diese neue Bindung mit dem Materiellen ein, so wie der verlorene Sohn bei seiner Heimkehr zum Vater durch die Hybris-Erfahrungen gereift ist. Sie waren für ihn ein Lernprozess und eine seelische Läuterung.

Wenn man dieses biblische Gleichnis noch weiter auf den spagyrischen Prozess ausdehnt, dann stellt der Vater die Asche dar, zu dem der Sohn als Destillat zurückkehrt. Die Asche aber ist gleichfalls ein veränderter Zustand. Die Materie ist nicht mehr die, die sie war, als sie das Geistige verließ. Auch sie machte einen schmerzhaften Prozess der Umwandlung durch. Erst wenn die Materie so geläutert ist wie der Geist, können beide wieder zusammenfinden. Daher kann die Sublimatio erst dann ihren Abschluss finden, wenn die Materie das Fegefeuer überstanden hat. Der Vater ist erst dann dazu fähig, seinen Sohn wieder in die Arme zu schließen, wenn er den Zorn oder gar den Hass auf ihn und sein Tun überwunden hat. Dies ist Aufgabe und Ziel der Calcinatio.

Sublimatio
- Übersicht -

spagyrische Operation:	Destillation
alchemistisches Symbol:	aufsteigender Vogel
Element:	Luft
chemischer Prozess:	Scheidung wasserdampfflüchtiger Stoffe aus der Gärmasse
Idee des Prozesses:	Befreiung des Pflanzenwesens und neuer geistiger Qualitäten in eine neue Ebene der Existenz
Potenzial:	• Selbstdistanzierung • Objektivierung • klares Denken • Realitätssinn • Freiheit • Überblick
Schatten:	• Überheblichkeit • Hybris • Kontaktverlust zu ethischen Werten • Herrschaft von Intellekt und Verstand • Leichtsinn • Bindungsunfähigkeit
Hilfe:	Bezug zu den Strukturen der materiellen Umgebung beibehalten

III. Calcinatio

Als Resultat der Destillation ist ein klares Destillat und ein feuchter Rückstand entstanden. Ziel der nächsten Operation ist es, auch die zurückgebliebenen Reste einem spagyrischen Prozess zu unterziehen. Dazu werden diese getrocknet und verbrannt. Die zunächst entstehende Kohle wird bei ca. 400° C weiter erhitzt, wobei sie sich langsam in Asche verwandelt. Optisch erkennbar ist dieser Vorgang am Farbwechsel des Materials: Das Schwarz der Kohle wandelt sich in die Weiße der Asche.

Durch die lang anhaltende Hitze und die oft mehrmalige Wiederholung des Prozesses werden alle organischen Bestandteile abgebaut, bis schließlich nur noch rein mineralische Stoffe zurückbleiben. Die letztlich entstandene Asche ist eine rein anorganische Substanz.

Alchemistisch entspricht diese Kalzination der *Albedo*, der Weißung, einer Läuterung der Materie durch das Feuer. Sie wird symbolisiert durch den Drachen, der in Flammen sitzt. Das Element der Calcinatio ist dementsprechend das Feuer.

__ Der Prozess

Die Destillation hat das Pflanzenwesen getrennt. Das Geistige hat die höhere Stufe schon erreicht, das Materielle noch nicht. Spagyrisch gesprochen haben das Sulfur- und das Mercurius-Prinzip die Pflanze verlassen. Zurück bleibt das Sal-Prinzip, das noch unerlöst in den Resten ruht. Im Zustand nach der Sublimatio ist die frühere Einheit der Pflanze völlig zerfallen. Was dabei während der Putrefactio mit dem Auflösen begann, vollendet sich in der Scheidung des Destillationsvorganges.

Die Sublimatio war nur für die immateriellen Prinzipien Sulfur und Mercurius eine Befreiung im Sinne einer Erhöhung. Für die Materie und das Sal-Prinzip war sie der wahrhafte Tod. Die Destillation hat ihr das Leben ausgehaucht. Wollte man lediglich den „Geist" einer Pflanze gewinnen, um ihn z.B. therapeutisch einzusetzen, dann bräuchte man sich um den Rückstand im Destillationskessel nicht weiter kümmern. Wie bei der Herstellung von Extrakten, Tinkturen oder auch Kräutertee könnte man ihn wegwerfen. Oberstes Ziel der Spagyrik aber ist es, die Quintessenz der Pflanze als neue Einheit von Geist und Materie entstehen zu lassen. Deshalb ist eine entsprechende Bearbeitung der materiellen Reste unbedingt notwendig.

Was ist nach der Sublimatio von der alten Struktur der Pflanze übriggeblieben? Eine grünlich-braune, wässrig-breiige und uncharakteristisch riechende Masse. Bei diesem Anblick ist der Betrachter unweigerlich geneigt, an Kot und Fäkalien zu denken. Die Reste im Destillationskessel stellen die reine Materie der Pflanze dar, die nichts Lebendiges mehr enthält. Obwohl Sulfur und Mercurius die materielle Basis verlassen haben, zeigen sich in dieser noch Substanzen, die an den alten Zustand der Einheit erinnern. Im Rückstand ist noch genügend organische Materie vorhanden. Soweit sie nicht durch die Hitze der Destillation abgebaut und zerstört wurden, können sich in den Resten noch Stoffe wie Alkaloide, Glykoside, Bitterstoffe, Gerbstoffe etc. finden – und natürlich Mineralsalze und Spurenelemente, die eigentlichen Repräsentanten des Sal-Prinzips in der Pflanze. Hier nun setzt die alchemistische Operation der Calcinatio an. Sie wandelt auch die materielle Grundlage des Pflanzenwesens um. Dazu bedarf es der Kraft des Feuers.

Zunächst wird der Rückstand abgepresst und getrocknet. Hier ist die Vorschrift des HAB unklar, da sie so interpretiert werden kann (und von manchen auch wird), dass die abgepresste Flüssigkeit verworfen wird. Alchemistisch ist die Trennung des Rückstandes in einen festen und einen flüssigen Teil allerdings dazu notwendig, um unterschiedliche „Sal-Qualitäten" zu gewinnen, denn diese sind in den Pflanzenfasern anders als in den Pflanzensäften. Hier bringt die Alchemie oft den Begriff des „fixen Sulfurs" mit ins Spiel. Das spagyrisch korrekte Vorgehen trocknet daher den flüssigen Anteil ein und unterwirft ihn ebenso der Kalzination wie die festen Stoffe.

Nachdem beide Teile des Rückstandes verbrannt wurden, kommen sie in einen speziellen Kalzinationsofen. Dort geschieht der eigentliche Umwandlungsprozess, der aus dem Schwarzen das Weiße macht. Unter kontinuierlicher Einwirkung von Hitze bauen sich alle organischen Substanzen ab, bis nur noch ihre anorganischen Grundstoffe zurückbleiben. Und das sind die Mineralsalze und Spurenelemente. Die Spagyriker achten genau darauf, dass dieser Prozess erst dann beendet ist, wenn wirklich keine organischen Reste mehr sichtbar sind. Ist dies nach oft vielen Stunden der Fall, hat die Pflanzenmaterie ihre Läuterung erfahren.

Häufig wird das Feuer als Reinigungsvorgang betrachtet. Das christliche Bild des Fegefeuers gibt es auch in anderen Religionen und Mythologien. Für die Deutung der Calcinatio im spagyrischen Prozess ist es wichtig zu beachten, wo dieser Reinigungsvorgang abläuft und welche Art Kräfte hier am Werke sind. Die Kalzination schafft einen neuen materiellen Körper aus dem alten heraus. Die Körperlichkeit geht nicht verloren, sie bekommt eine grundlegend neue Qualität. Sie wird zu einem neuen Gewand für ein neues Leben.

_ Das Potenzial

Während die Sublimatio das Pflanzenwesen mit einer hohen Dynamik aus dem Bewegungslosen der Putrefactio befreit, haben wir es bei der Calcinatio wieder mit einem Prozess zu tun, bei dem die Veränderung in der Substanz selbst abläuft. Hier ähnelt sie der Putrefactio, und auch darin, dass die Umwandlung von der Umwelt abgeschlossen und im Dunkeln vor sich geht – im Ofen nämlich. Hiermit haben die Ähnlichkeiten aber schon ein Ende. Alles andere ist Polarität: hier Feuchte und Kühle, dort Trockenheit und Hitze, hier die Bildung neuer organischer Substanz, dort die Entstehung neuer anorganischer Stoffe, hier das Element Wasser, dort das Element Feuer.

Feuer hat von allen naturphilosophischen Elementen die intensivste Transformationskraft auf Materie. Feuer kann ganze Landstriche vernichten und – bei genügend langer Einwirkung – einen Stoff bis zu seinen materiellen Grundsubstanzen hinab abbauen, bis zu seiner Asche. Die Kraft des Feuers wird daher meist nur mit Zerstörung in Verbindung gebracht, sicher auch mit Transformation, aber kaum mit Aufbau und Neubildung. Zu den Aufgaben des Feuers gehört es scheinbar nicht, Neues entstehen zu lassen. Dem ist sicher so, allerdings nur wenn man auf die äußere Form einer Substanz achtet. Ihr „inneres Wesen" (ihre chemische Struktur und ihre jeweilige Qualität) verändert sich sehr wohl und erscheint als etwas Neues, wenn die Arbeit des Feuers getan ist.

Was die Hefe in der Gärung macht, macht das Feuer in der Veraschung. Hefe wandelt Kohlenhydrate in zahlreiche Spaltprodukte um. Die Vielfältigkeit organischer Substanz wird dadurch erhöht. Das Feuer wirkt in die andere Richtung. Es reduziert die organische Substanz nicht nur, es zerstört sie vollständig und führt sie auf ihre anorganische Basis zurück. Es treibt somit noch die letzten Reste einer vorherigen biologischen Ordnung aus der Materie aus. Nur in dieser völligen Reinheit kann sie die Grundlage einer neuen Ordnung bilden. Das ist nicht ohne eine starke aggressive Komponente im Prozess möglich. Worin aber liegt hier ein positives Potenzial?

Die aggressive Komponente des Feuers ist notwendig, um in einer Substanz ihr Wesentliches zutage treten zu lassen. Das Wesentliche – das, was das Wesen einer Sache oder eines Stoffes offenbart – liegt hinter allen materiellen Formen. Auch der Putrefactio liegt ein zerstörendes Element zugrunde, allerdings mit dem Ziel, das Geistige zu verwandeln. Die Aggression der Calcinatio wirkt auf die materielle Grundlage des Lebens – und im übertragenen Sinne auch auf die konkreten und realen Bedingungen des menschlichen Lebens jenseits der reinen Körperlichkeit.

Beim Thema Calcinatio geht es um die Sache. Hier wird nicht mehr an Nebenschauplätzen gekämpft. Das Feuer bringt es auf den Punkt, lässt keine Ausflüchte mehr zu und konfrontiert schonungslos mit dem tiefsten Kern jeder Realität. Ein empathisches Verstehenkönnen und Harmoniestreben haben hier keinen Platz. Auch ein instinktives Helfen- und Schützenwollen sind kontraproduktiv. Die Calcinatio ist taub für jede Art von Hilfeschrei. Wäre sie es nicht, erlöschte ihr Feuer. Calcinatio ist eine einzige Zumutung, eine, die sich über alle ethischen Konstruktionen eines menschlichen Gewissens erhebt. Somit ist es auch schwer, in der Calcinatio Positives und Erstrebenswertes erkennen zu können. Aber hat selbst einer wie Jesus von Nazareth - wohl *der* Inbegriff einer allumfassenden Liebe - nicht davon gesprochen, er sei gekommen, „um Feuer auf die Erde zu werfen" (Lukas 12,49) oder davon, nicht Frieden bringen zu wollen sondern das Schwert (Matthäus 10,34)?

Der spagyrische Prozess löst nicht nur die Hülle einer Pflanze auf sondern zerstört diese auch, bis nur noch Asche im Sinne einer reinen Grundsubstanz zurückbleibt. Das Feuer wird also nicht des bloßen Zerstörens willen eingesetzt. Das Brennen folgt einem höheren Ziel. Das kann vom Menschen verlangen, dass er – bildlich gesprochen – aus Liebe zu sich selbst bereit sein muss, „Feuer in sein Leben" zu werfen. Alte Strukturen sollen nicht nur aufgelöst werden, sie müssen zu neuen werden. Das können sie aber nur, wenn die Grundlagen dazu von jeglichen Verbindungen zum Vergangenen getrennt werden. Wahre Metamorphose akzeptiert keine halben Sachen. Ein bisschen neu geht nicht. Der Schmetterling kann nicht erwarten, dass er die vielen Beine seines Raupendaseins behalten darf, um überall hin krabbeln zu können. Diese Fähigkeit verliert er für immer – aber dafür kann er fliegen …

Das Potenzial der Calcinatio liegt darin, bereit und fähig zu werden, sich vorbehaltlos dem Wandlungsprozess des Lebens zu überlassen – und dabei nichts ausklammern zu wollen. Der Mensch muss mitunter auch solche Dinge loslassen können, von denen er meint, er bräuchte sie für sein Leben am dringendsten. Das, was ihm am Wertvollsten erscheint, ist manchmal aber nur ein Konstrukt seines bisherigen Lebens. Die Angst vor der vollkommenen Leere und der absoluten Nacktheit lässt ihn davor zurückschrecken, den Schritt ins verwandelnde Feuer zu wagen. Die Pflanze macht auf ihrem Weg zur Essenz die Erfahrung, dass der „Mut zum Feuer" belohnt wird. Und diese positive Botschaft nimmt sie aus ihrer Calcinatio mit ins neue Leben als Essenz.

__ Der Schatten

Positiv wirkt die Kraft des Feuers dann, wenn sie ihre zerstörerische Aggression in den Dienst eines höheren Zieles stellt. Dann wird aus einer vernichtenden Feuersbrunst ein verwandelndes Fegefeuer. Hat das Feuer diese Verbindung zum übergeordneten Prozess nicht, kann aus einer Zerstörung keine Neubildung werden. Dann steigt aus Schutt und Asche kein Phönix auf. Hierin liegt die Gefahr der Calcinatio: statt heiligem Zorn herrscht blinde Wut.

Die Veraschung der Pflanzenreste treibt diesen zunächst alle Feuchtigkeit aus. Dem Element Feuer wird die Eigenschaft des Austrocknens zugeschrieben. Noch bevor die Substanz in Flammen aufgeht, verflüchtigt sich alles Feuchte – weshalb das Trocknen des Destillationsrückstandes schon zur Ebene des Kalzinationsprozesses gehört. Feucht aber ist Wasser, und Wasser symbolisiert die Weichheit des Emotionalen, die gefühlsmäßige Verbundenheit mit allem, steht für Empathie und Liebesfähigkeit. Wenn eine Substanz durch Feuer ihr Wasser verliert, verliert sie auch diese inneren Qualitäten. Im positiven Sinne ist dies bei der Calcinatio dann der Fall, wenn dieser Zustand zur richtigen Zeit und im richtigen Zusammenhang abläuft – sozusagen als Glied einer Kette aufeinander folgender Wandlungsprozesse. Dann wird die notwendige tiefgründige Transformation nicht durch wohlgemeinte Gefühle des Schützen- und Helfenwollens gehemmt. Bricht das Feuer allerdings aus dieser Kette aus, wirkt der Verlust von Qualitäten des Elementes Wasser ausschließlich destruktiv. Hier sind wir bei der Schattenthematik der Calcinatio.

Auch wenn das Feuer das Wasser austreibt, verschwindet damit nicht die Emotionalität. Diese verliert jedoch ihre Weichheit, wird hart und einseitig aggressiv. Gefühle, denen „das Wasser abgegraben" wurde, sind lebensfeindlich wie heißer Sand in der Wüste. Unter ihrer sengenden Sonne gedeiht nichts. Das Aggressive des Feuers, wenn es sich aus dem Gesamtzusammenhang des Prozesses löst, trägt die Tendenz zur endgültigen Vernichtung in sich. Deshalb hat der Mensch auch das Böse schlechthin mit dem Feuer assoziiert: Satan herrscht in der Hölle, wo die gefallenen Seelen ohne Aussicht auf Erlösung im ewigen Feuer schmoren.

Indem die Pflanzensubstanz den Weg durch das Feuer geht, kommt sie auch mit der negativen Seite dieses Elementes in Kontakt. Auf ihre Materie wirkt Aggression in ihrer reinsten Form ein. Sie könnte sie in sich aufnehmen, förmlich assimilieren, und diese schließlich als ihre neue Qualität in sich tragen. Auf den Menschen übertragen kann das bedeuten, dass seine weiche Seite austrocknet und im Garten seiner Gefühlswelt nur noch die Disteln von Jähzorn, Wut und Zerstörungssucht wuchern. Der spagyrische Prozess jedoch weist der Pflanzensubstanz einen anderen Weg – einen, den sie als Essenz später auch dem Menschen zeigen kann.

__ Die Hilfe

Feuer und Wasser sind ein Gegensatzpaar – auch in der Elementenlehre. Feuer trocknet das Wässrige und Wasser löscht das Brennende. Wenn der Schatten der Calcinatio im Überhandnehmen des Feuerelementes zu suchen ist, dann wird das Gegenelement hilfreich sein, diese destruktive Einseitigkeit zu überwinden und ihr nicht zu erliegen.

Menschen von stark cholerischem Wesen stehen immer in der Gefahr, dem Schatten der Calcinatio ausgeliefert zu sein. Während Stress und in belastenden Lebenssituationen tendieren sie dazu, Gefühle, Gedanken und Handlungen von ihrem dominanten Feuerelement leiten zu lassen. Dabei können sich Wut und Jähzorn im Extremfall bis zu Gewaltreaktionen steigern. Dann hat der Mensch seine Aggressionsbereitschaft nicht mehr im Griff und fügt sich und anderen Schaden zu. Wie kann er sein hitziges Gemüt beruhigen und seine Reizbarkeit eindämmen? Indem er bereit wird, der Kühle des Wassers zu begegnen.

Das ist für Menschen von cholerischem Temperament nicht einfach, da sie die Eigenschaften des Wassers als ausgesprochen konträr zur eigenen Wesensart ansehen. Vielfach findet sich bei ihnen eine zwanghafte Abwehr gegenüber jeder Art von „Gefühlsduselei". Ein Weg, wie diese Menschen das Wässrige doch an sich heran lassen können, tut sich auf, wenn man die

Qualitäten des Wasserelements von der Sprache her deutet. Im Lateinischen heißt Feuchtigkeit – ein zentrales Wesensmerkmal des Wasserelementes – „humores". Hiervon abgeleitet wurde das deutsche Wort „Humor". Humor hat also mit Feuchtigkeit (und damit Wasser) zu tun. Und in der Tat: Wer lacht, kann nicht zornig sein. Es ist schwer vorstellbar, dass frohsinnige Menschen einen feindseligen oder aggressiven Charakter haben.

Beim Lachen lösen sich alle Verkrampfungen. Lachend öffnet sich der Mensch. Lachend verbindet er sich mit den Mitmenschen und der Umwelt. Das Wasserelement regiert das Lachen, denn manchmal bleibt beim Lachen kein Auge trocken. Nur beim zynischen und hämischen Lachen kann kein Wasser in die Augen steigen – weil ein solches Lachen nicht echt ist. Wer im Schatten der Calcinatio steht, tut gut daran, sich immer wieder mit echtem Humor Gutes zu tun. Zum Wasser führt ja schließlich auch der Weg der Pflanze nach dem Kalzinationsprozess. Er mündet in der Vereinigung von Asche und Destillat. Dazu taucht die durch das Feuer gegangene Pflanzenmaterie in den verwandelten Geist ein. Und etwas Neues wird geboren.

Calcinatio
- Übersicht -

spagyrische Operation:	Veraschung
alchemistisches Symbol:	Drache in den Flammen
Element:	Feuer
chemischer Prozess:	Umwandlung organisch gebundener Mineralsalze in rein anorganische Materie
Idee des Prozesses:	Befreiung des Pflanzenwesens aus alten materiellen Bindungen
Potenzial:	<ul><li>Lebensfeuer</li><li>Mut zur Veränderung realer Situationen</li><li>Mut zum Loslassen</li><li>Entschlossenheit</li><li>Willensstärke</li><li>Durchsetzungskraft</li></ul>
Schatten:	<ul><li>Egoismus</li><li>Reizbarkeit</li><li>Zynismus</li><li>Sarkasmus</li><li>Aggression</li><li>Jähzorn</li><li>Gewalt</li><li>„über Leichen gehen"</li></ul>
Hilfe:	Lachen und Humor

IV. Conjunctio

Nach der Veraschung sind Trennung und Läuterung vollzogen. Es liegen nun zwei polare Substanzen vor, die der spagyrische Prozess hervorgebracht hat: das Destillat und das Kalzinat. Die eine beherbergt die veränderte geistige Qualität des Pflanzenwesens (Mercurius) zusammen mit seinem Wesenskern (Sulfur). In der anderen ruht dessen veränderte materielle Qualität (Sal). Alle drei Qualitäten drängt es nun dazu, wieder zu der Einheit zu verschmelzen, die sie einmal waren. Dies vollbringt der Prozess der Conjunctio.

In der Alchemie wird als Conjunctio eine Vereinigung verschiedener Stoffe bezeichnet, die eine neue Einheit ergeben. Oft sind die Substanzen polarer Natur, so wie im spagyrischen Prozess Destillat und Asche. Diese wird vorsichtig ins Destillat gerührt. Nach mehreren Tagen wird das Unlösliche abfiltriert.

Alchemistisch ist die Conjunctio innerhalb des spagyrischen Prozesses ein Abstieg des Geistigen (Destillat) ins Materielle (Asche). Ihr Symbol ist die „chymische Hochzeit", ihr Element die Erde.

_ Der Prozess

Im Vergleich zu den drei vorangegangenen Operationen ist die Conjunctio ausgesprochen unspektakulär. Für das Auge geschieht nicht allzu viel, und auch labortechnisch ist sie „ein Kinderspiel": Die gewonnene Pflanzenasche wird mit dem Destillat vermischt. Die Conjunctio (Vereinigung) beginnt also mit einer Conjugatio (Vermischung). Bis zu sieben Tage bleibt dieses Konjugat stehen und wird dabei täglich intensiv durchgerührt. Während dieser Zeit findet – den Sinnen vollkommen verborgen – die Conjunctio statt. Was nach dieser Zeit noch als unlöslicher Bodensatz zurückbleibt, wird schließlich abfiltriert. Damit ist dieser Schritt des spagyrischen Weges von der Pflanze zur Essenz auch schon abgeschlossen.

Man könnte den Eindruck gewinnen, der ganze Ablauf wäre ein bloßer chemischer Lösungsvorgang: wasserlösliche Salze lösen sich im Destillat auf, unlösliche lagern sich am Grund des Gefäßes ab und werden letztendlich abfiltriert. Große Trennungs- und Verwandlungsprozesse finden scheinbar nicht statt. Aber dieser Eindruck täuscht. Die Conjunctio entspricht dem „Ageiro", der Wiedervereinigung zu einer neuen Einheit. Die drei Schritte der Putrefactio, Sublimatio und Calcinatio sind die notwendigen Prozesse der Aufspaltung und Umwandlung, die auf die Conjunctio hinsteuern. Alle drei arbeiten sie am „Solve". Die Conjunctio vollendet den Weg im „Coagula".

Der griechische Philosoph Empedokles (ca. 495 – 435 v. Chr.) – der eigentliche Vater der antiken Elementenlehre – sah in Liebe und Streit die zwei zentralen Grundkräfte, die die ganze Natur lenken. Wenn Putrefactio, Sublimatio und Calcinatio die Kräfte des Streites repräsentieren (Auflösung, Zerstörung, Abtrennung), so kann man in der Conjunctio das Wesen der Liebe erkennen: Gegensätze ziehen sich an, mischen und vereinigen sich – und können so Neues erschaffen.

In der Symbolik der Spagyrik wird die Conjunctio als Hochzeit betrachtet: das männliche und das weibliche Prinzip vereinigen sich. In der alchemistischen Bildersprache erscheinen oft König und Königin in sexueller Vereinigung, der „chymischen Hochzeit", in der alle Gegensätze zusammenfallen und eine neue Einheit gezeugt wird. Während am Anfang des Weges eine bestehende Form (als Pflanze) aufgelöst wird, schafft die Conjunctio am Ende des Prozesses eine neue (als Essenz). Die Putrefactio des Anfangs hat eine Form*auflösung* als Ziel, in der Conjunctio des Endes soll sich eine Form*bildung* vollziehen. Indem die Asche (Materie) das Destillat (Geist) in sich aufnimmt, kommt es zur „Wiederbeseelung" des materiellen Stoffes. Damit einher geht die Bildung einer neuen Form – einer, die in keinster Weise der alten entspricht, und die dennoch alle naturphilosophischen

Prinzipien der alten in sich trägt. Nur das aus der Pflanze, was nach all den vielfältigen alchemistischen Aufbereitungsschritten keine neue Einheit eingehen kann, setzt sich schließlich ab und wird als *Caput mortuum* (Totenkopf) abgeschieden.

All diese Abläufe zeigen die Verbindung der Conjunctio mit dem Element Erde. Sie ist eine Art Inkarnation – wenn nicht Fleischwerdung so doch Formwerdung in die Welt der Materie hinein. In der Essenz kommt eine Metamorphose der Pflanze auf die Welt – keine biologische aber eine energetische.

__ Das Potenzial

In der Conjunctio ein positives Potenzial zu erkennen ist einfacher als bei Putrefactio, Sublimatio und Calcinatio. Etwas zu vereinigen trägt einen harmonischen Aspekt in sich. So steht die Conjunctio für die Überwindung von Trennung, Isolation und Einsamkeit. Mit ihr lässt sich das Ende von Hass, Streit und Auseinandersetzung assoziieren, was wohl für alle Menschen in ethisch-moralischem Sinn erstrebenswert ist. In der Tat kann man den letzten Schritt des spagyrischen Prozesses als eine Art „Happy End" interpretieren: Nach all dem Schmerz und Leid des bisherigen Weges mündet alles schließlich in eine große Harmonie, in der sich alle Gegensätzlichkeiten in Wohlgefallen auflösen. Ist aber die Quintessenz, zu der die Conjunctio hinführt, lediglich ein vollkommen ungestörter „Friede-Freude-Eierkuchen-Zustand" oder das Paradies, das man nach den vielen Schikanen schließlich verdient hat?

Bei der Deutung der Conjunctio muss bedacht werden, dass es sich um die Vereinigung von Gegensätzen handelt. Diese aber haben sich im spagyrischen Prozess verwandelt, sozusagen geläutert. Erst in diesem neuen Zustand sind sie zur Vereinigung bereit. Der Prozess, den sie durchlebt haben, hat Verzicht verlangt. Verzicht auf alte Formen, alte Bindungen, alte Wesensmerkmale. Wenn sich das zuvor Abgetrennte in der Conjunctio wieder begegnet, ist es nicht mehr das von früher. Außer dem Wesenskern ist nichts mehr in dem Zustand von damals. Würde auch nur ein Teil des Getrennten noch Altes an sich klammern, es käme niemals zur Geburt der Quintessenz.

In der Alchemie unterscheidet man eine kleine und eine große Conjunctio. Bei der kleinen Form vereinigen sich Gegensätze, die noch nicht vollständig getrennt oder geläutert wurden. Daraus folgt unweigerlich der Tod, weil sich eine solche Einheit nicht aufrechterhalten lässt. In der großen Conjunctio hat das zuvor Getrennte eine vollständige Verwandlung erfahren. Wird es so wieder zusammengefügt, findet das „Große Werk" seinen krönenden Abschluss. Es kommt etwas völlig Neues in die Welt, das zwar als „Altes" zuvor schon da war, diesen Zustand aber überwunden hat. Und genau hierin liegt das Potenzial der Conjunctio.

In der Conjunctio wird das Verlangen vermittelt, auf der erreichten höheren Stufe nicht isoliert stehenzubleiben, sondern den Weg in die Vereinigung zu gehen. Der Hintergrund dieses Verlangens ist das Bewusstwerden, dass alles im Grunde eins ist, dass Trennungen zwar für die Fortentwicklung notwendig sind, dass sie aber immer in das Eine hineinführen müssen. Es ist dies ein Liebesgefühl einer höheren Entwicklungsstufe, das aus einem übergeordneten Zusammenhang heraus den Drang zur Vereinigung in sich spürt. Hier zeigt sich der Gegensatz zur kleinen Conjunctio, wo dieses Liebesgefühl von der Triebhaftigkeit gesteuert wird. Die große Conjunctio lehnt diesen Trieb nicht ab, verdrängt ihn auch nicht, sondern integriert ihn in eine spirituelle Form des Wunsches nach Einswerdung.

Die aus der Conjunctio hervorgehende Quintessenz steht für Ganzheit und Heilung. Heil werden kann der Mensch nur, indem er sich dem Einswerden überlässt. Dazu muss er jede Art von Isolation und Absonderung überwinden und aufgeben. Er muss sich neu beseelen lassen. Er muss ein Bewusstsein, das auf Trennung fußt, als ungesund und krankmachend ansehen. Er muss ein Denken, ein Fühlen und ein Handeln entwickeln, das aus dem Bewusstsein der Ganzheit allen Seins gespeist wird. Dieses Bewusstsein kann der spagyrische Prozess vermitteln, und erst durch Läuterung kann es freigesetzt werden. Mit der Conjunctio-Erfahrung wird der Mensch schrankenlos liebesfähig – liebesfähig zu sich selbst, zu seinem Partner, zu seinen Mitmenschen, zu seiner Umwelt, zum ganzen Kosmos.

Durch die Conjunctio-Erfahrung kann ein Bewusstseinswandel initiiert werden, der heute so dringend notwendig ist. Dieser entsteht nicht durch die Freude, das Licht am Ende des Tunnels endlich erreicht zu haben und wieder so weiter machen zu können wie zuvor. Dieser entwickelt sich aus der Erfahrung des Getrenntwerdens, des Verzichtenmüssens und des Verwandeltwerdens. In der Conjunctio ruht somit das Potenzial zu einem tiefgreifenden Bewusstseinswandel – für sich selbst, für alle anderen und für alles andere, denn alles ist mit allem verbunden.

__ Der Schatten

Dass auch die Conjunctio als Kulmination des alchemistischen Werkes seine negativen Aspekte hat, zeigt sich schon in der Unterscheidung zwischen großer und kleiner Conjunctio. Während in der einen deutlich das Potenzial dieses Prozesses erkennbar ist, scheint in der anderen dessen Schatten auf.

Bei wohl keinem anderen der vier Schritte auf dem spagyrischen Weg ist die Versuchung so groß, dem Schatten zu erliegen. Der Grund liegt auf der Hand: Nichts ist so verlockend, als auf der höchsten Stufe zu stehen, die Krone zu erlangen, sich mit allem und jedem zu verbinden. Wenn dieser Schritt ohne vollkommene Läuterung geschieht, wie es in der kleinen Conjunctio ja der Fall ist, kann dies unangenehme und nicht selten gefährliche Folgen haben. Nicht umsonst folgt in der alchemistischen Deutung auf die kleine Conjunctio der Tod.

Ein Blick auf die weltweite politische, wirtschaftliche und gesellschaftliche Situation legt den Schluss nahe, dass die Lage der Menschheit an sich alle Zeichen einer kleinen Conjunctio aufweist. Überall wird versucht, Fortschritt durch Vernetzung, Verflechtung und weltweite Verbindung zu erreichen. Die Folgen zeigen sich nicht immer so positiv, wie man es sich gedacht hatte. Die Fortschritte sind oft sehr einseitig, sodass das Gleichgewicht gestört wird und sich die Situation für das Ganze negativ entwickelt: Die weltweite Globalisierung lässt die Reichen reicher und die Armen ärmer werden, die europäische Gemeinschaftswährung treibt ganze Staaten (und damit ihre Bewohner) in den Ruin, und auf individueller Ebene ermöglichen Facebook & Co. jedem ein virtuelles Netzwerk aufzubauen, was für labile Menschen die Gefahr mit sich bringt, ihre soziale und emotionale Kontakt- und Kommunikationsfähigkeit nur noch im virtuellen Raum leben zu können. So lassen politische, soziale, wirtschaftliche, finanzielle und ökologische Krisen die Furcht vor entsprechenden Katastrophen von Jahr zu Jahr realer werden.

Eine Conjunctio, die zu früh geschieht, führt in die Zerstörung. Zu früh bedeutet, dass das Getrennte noch nicht den Reifegrad entwickelt hat, um die wahre „chymische Hochzeit" einzugehen. Es bedeutet, dass das menschliche Bewusstsein noch nicht den notwendigen Zustand der Läuterung erreicht hat, um all die (an sich positiven und notwendigen) Vernetzungen zum Wohle des Einen und Ganzen umzusetzen. Weshalb will man denn globalisieren und vernetzen? Um letztlich Profit (sei es in materieller oder ideeller Hinsicht) für sich selbst herausschlagen zu können. Das jedoch kennzeichnet ein altes Denken. Wer aber mit altem Denken neue Ebenen erklimmen will, der stürzt unweigerlich ab.

Zum Schatten der Conjunctio gehört die Versuchung zur Macht. Wer eine höhere Ebene erreicht hat, kann Macht auf die ausüben, die unter ihm stehen (und auch diese Stufe erreichen möchten – was den „Höherstehenden" für die noch nicht so weit Entwickelten ja so interessant und begehrlich macht). Die Aussicht, Macht über sein Leben, seine Lebensverhältnisse und seine Umgebung ausüben zu können, verlockt den Menschen wie kaum etwas anderes. Vor allem wenn er unter seiner Ohnmacht den Situationen des eigenen Lebens gegenüber leidet, ist er für diese Versuchung anfällig. Und es ist nicht zu übersehen, dass manche Ratschläge und Hilfsangebote von außen (selbst wenn sie gut gemeint sind) letztlich nur von der Versuchung zur Macht geleitet werden: Indem man jemandem Mittel gegen die eigene Ohnmacht anpreist, kann man Macht über jene Menschen erlangen, die nach Hilfe suchen. Letztlich ist dies aber Machtmissbrauch.

In diese Gefahr begibt sich jeder, der gegenüber anderen über ein Mehr an Wissen, Erkenntnis oder Kompetenz verfügt – Wissen ist schließlich Macht. Dabei ist es völlig gleichgültig, um welche Art Wissen oder Erkenntnis es sich handelt. Der materialistische Naturwissenschaftler ist ihr ebenso ausgesetzt wie der spirituelle Weisheitslehrer. Auch dort, wo viel von Geistigkeit und Spiritualität geredet wird, wo Engelskräfte, himmlische Meister und Hierarchien zu Hilfe gerufen werden, ist der Reiz zum geistigen Machtmissbrauch nicht minder ausgeprägt als bei dem Heer von Rationalisten, die die Universitäten Jahr für Jahr ins Berufsleben ausspucken. Ja, mitunter scheint es solche Gefahren gerade in den derzeitigen Modeformen des Esoterischen besonders häufig zu geben. Darauf hat schon der, heute in seiner Bedeutung selten richtig gewürdigte, Dichter, Denker und Forscher Herbert Fritsche Mitte des 20. Jahrhunderts hingewiesen: *„Die Maximal-Gefahr aller, ausnahmslos aller Esoterik (oder ihrer sich für Esoterik haltenden Zerrformen) ist der Pharisäismus. Er versperrt den Zugang zum Geiste, der da immer nur aufs zuverlässigste weht, wo er will.*

‚Herr, ich danke dir, dass ich nicht bin wie jener' ist das heimliche Herzensgebet aller, die das (jeweilige und meist vermeintliche) Heil zu haben wähnen." Für Fritsche ist geistige Versklavung ein Kennzeichen vieler pseudoesoterischer Richtungen, weshalb er auch jedem rät, der sich von Esoterischem angezogen fühlt: *„Wo immer Seher, Adepten, Medien, Rasputins und Mahatmas von sich reden machen, da sei man skeptisch bis zum äußersten!"* Wahre Esoterik fördere die Freiheit jedes Einzelnen, denn: *„Zunahme des Freiseins ist das Kriterium jeder Esoterik."*

Auch die Spagyrik kann hier nicht ausgenommen werden. Solange ein Weltbild, das ausschließlich auf gnostisch-okkultem und magischem Wissen aufgebaut ist, als nicht zu hinterfragende „Einweihungslehre" die Grundlage einer Spagyrik darstellt, ist es leicht, Hilfesuchende mit entsprechenden Angeboten in den Dunstkreis der eigenen Macht zu ziehen. Jeder „Eingeweihte", gleich welcher Art er auch sei, sollte diese Versuchung am eigenen Leib erfahren und ihr widerstanden haben, will er wirklich als Leuchtkraft der großen Conjunctio in die Welt hinausstrahlen.

__ Die Hilfe

Ein eindringliches Bild der kleinen Conjunctio vermittelt die Versuchung Jesu durch den Teufel. Beim Evangelisten Matthäus lässt sich Jesus vom Geist in die Wüste führen, wo er unter Entbehrungen 40 Tage lang fastet, bis er schließlich Hunger verspürt. In dieser Situation tritt der Teufel an ihn heran. Mit den Worten *„Wenn du Gottes Sohn bist ..."* versucht er Jesus. Er soll seine Macht über die Welt beweisen, indem er Steine in Brot verwandelt oder sich von den Zinnen des Tempels stürzt, um von seinen Engeln aufgefangen zu werden. Bekanntlich widersteht Jesus der Versuchung, sodass der Teufel von ihm ablässt.

Pseudo-Gurus und spirituelle Trittbrettfahrer haben mit materialistischen Technologie-Fetischisten eines gemeinsam: Sie konnten (oder wollten) der Versuchung zur Macht nicht widerstehen. Die alttestamentliche Aufforderung: *„Macht euch die Erde untertan!"* enthält mit den Worten „Macht" und „untertan" klare Hinweise, was das Ziel menschlichen Strebens sein soll: Macht und Herrschaft über die äußeren Dinge zu erlangen. Früher war das Mittel dazu die Magie, heute ist es die Technologie. Sich etwas untertan zu machen heißt nicht nur, es sich gefügig zu machen, es heißt vor allem, es zu versklaven. Jeder Untertan ist ein Sklave. Nach dieser (scheinbar ja gottgewollten) Devise handelte der Mensch weit über 2 000 Jahre, und sein Handeln führte ihn schließlich an den Rand einer globalen Katastrophe.

Im spagyrischen Prozess der Verbindung von Asche und Destillat läuft etwas ab, was vor einer kleinen Conjunctio schützt: das Absondern der unlöslichen Salze. Das Konjugat muss filtriert werden, ehe es zur fertigen Essenz wird. Niemals wird sich die ganze Asche auflösen und in die neue Einheit der Quintessenz eingehen. Wird das Filtrieren unterlassen, erhält man eine Essenz auf der Stufe der kleinen Conjunctio, da sie nicht Läuterbares in sich trägt. Wer also meint, mit der Vereinigung von Geist und Materie sei das große Werk vollbracht, der irrt – und erliegt der Versuchung zur kleinen Conjunctio. Der wirklich letzte Schritt auf dem Weg zum Thron ist wieder ein Abstieg, ist die demütige Handlung des Kniebeugens. Ganz am Schluss steht also doch wieder eine Trennung. Das erscheint paradox und den spagyrischen Grundideen völlig zu widersprechen. Darüber wird im nächsten Kapitel noch ausführlich zu reden sein.

Was vor der geistigen Arroganz und der Machtgier der kleinen Conjunctio wirklich schützt ist wahre Demut. Damit ist weder ein inneres klein Machen noch eine devote Unterwürfigkeit gemeint. Etymologisch kommt der Begriff Demut von Dienst. Wahre Demut unterstellt sich einer höheren Ebene und dient ihr. Auch auf der Stufe der Conjunctio gibt es noch eine höhere Ebene. Jede Conjunctio gebiert eine neue Stufe, die es zu erklimmen gilt. Somit wird der König im Moment der Krönung zum Diener der nächsten höheren Ordnung. Wie das Caput mortuum im Konjugat zu Boden sinkt, muss der Herrscher als ersten Akt seines Königtums auf die Knie fallen. Diese wahre Demut kann sich im Menschen durch Achtsamkeit und die Fähigkeit zum Staunen entwickeln.

Achtsamkeit ist eine besondere Fähigkeit des menschlichen Bewusstseins. Sie gilt als spiritueller Übungsweg z.B. im Sufismus, im Christentum und vor allem im Buddhismus. Zudem ist sie Grundlage zahlreicher psychotherapeutischer Konzepte geworden. Achtsamkeit ist gekennzeichnet durch die Fähigkeit, die gegenwärtige Realität mit wacher Aufmerksamkeit und völlig bewusst wahrzunehmen und sich gleichzeitig innerlich davon zu distanzieren. In der Achtsamkeit zeigt sich eine Verbindung von Gegensätzen: einerseits hellwach im Geiste, andererseits vollkommen entspannt im Körper; zum einen ganz in der Gegenwart präsent, zum anderen sich beobachtend von ihr distanzieren. So verfügt die Achtsamkeit über Elemente einer Conjunctio. Die Quintessenz des Geistes, die durch Achtsamkeit entsteht, ist gekennzeichnet durch Wachheit, Konzentration, Gleichmut, Demut, Dankbarkeit, Selbstakzeptanz, Einssein und bedingungslose Liebe – alles Kennzeichen der großen Conjunctio. Und sie macht zum Staunen fähig.

Staunen können ist ein sich von Neuem überraschen lassen. Wenn es unerwartet in unseren Blickwinkel tritt, verblüfft es uns zunächst und macht uns neugierig oder ehrfürchtig. Staunen kann ein Nachdenken hervorrufen (im Falle von Neugier) oder aber ein Ergriffensein (im Falle von Ehrfurcht). Gleichwohl: Wer staunt, der öffnet sich – Mund und Augen werden weit. Mit ehrfürchtigem Staunen reagieren wir, wenn uns etwas Großes begegnet, dessen Größe wir nicht in Worte fassen können und das der Hauch eines ewigen Geheimnisses umweht. Von der Notwendigkeit eines solchen Staunens wusste schon Platon, als er sagte, es sei der Anfang aller Philosophie. Und noch Albert Einstein bekannte: *„Wer sich nicht mehr wundern und in Ehrfurcht verlieren kann, ist seelisch bereits tot."*

Achtsamkeit fördert ein Staunen, das nicht rationalisieren aber auch nicht romantisieren will. Ein „achtsames Staunen" ist ein sich Öffnen für die Geheimnisse des Einsseins, die mitunter unerwartet in unser Leben treten. *Ohne* Achtsamkeit mag man sich verblüffen lassen, *mit* Achtsamkeit ist man in dem offenbarten Geheimnis präsent. Je offener ein Mensch für Momente achtsamen Staunens in seinem Leben wird, desto mehr lebt er in der Gegenwart der alles umfassenden Einheit, für die die wahre Conjunctio steht. Dann mögen sich ihm Handlungsmöglichkeiten eröffnen, die er nicht für möglich gehalten hat, so wie es das Thomas-Evangelium sagt: *„Wer sucht, höre nicht auf zu suchen, bis er findet. Wenn er findet, wird er erschüttert werden. Ist er erschüttert, wird er staunen. Staunt er, wird er über das All herrschen."*

Conjunctio
- Übersicht -

spagyrische Operation:	Vereinigung
alchemistisches Symbol:	chymische Hochzeit
Element:	Erde
chemischer Prozess:	Lösung wasserlöslicher Salze aus der Asche und Abfiltration unlöslicher Anteile
Idee des Prozesses:	Vereinigung des zuvor Getrennten und Verwandelten zu einer neuen Einheit
Potenzial:	<ul><li>Überwindung des Trennenden</li><li>Integration von Gegensätzlichem</li><li>Friedensstiftung</li><li>völliges Neuwerden durch völliges Loslassen</li><li>umfassende Liebe</li></ul>
Schatten:	<ul><li>Versuchung zur Macht</li><li>Machtmissbrauch</li><li>Verführung</li><li>geistige Arroganz</li></ul>
Hilfe:	Demut, Achtsamkeit und Staunen

Caput mortuum –
die chironische Wunde

Solve et coagula, Spao und Ageiro, Auflösen und wieder Verbinden – das ist das große Ziel des spagyrischen Prozesses, der zur Quintessenz einer Pflanze führt. Die pflanzliche Struktur wird zerstört und die geistigen Prinzipien anhand der entsprechenden materiellen Repräsentanten verwandelt, um schließlich auf einer höheren Ebene neu entstehen zu können. Das Solve ist das Alpha, das Coagula das Omega dieses Weges. Man kann hierin ein rundum schlüssiges Konzept eines alchemistischen Opus erkennen – wäre da nicht der letzte Akt. Dieser ist eben nicht der Vorgang des Vereinigens, er ist das Abscheiden eines Restes, der hartnäckig jeglicher alchemistischen Transformation trotzt. Man hat ihm den Namen „Totenkopf" – Caput mortuum – gegeben, was symbolisieren soll, dass er nicht an der Auferstehung teilhat, sondern unweigerlich der Vergänglichkeit unterworfen bleibt. Wird damit aber nicht die ganze Philosophie, auf der der hier beschriebene spagyrische Prozess aufbaut, ad absurdum geführt, wenn schließlich doch die Trennung den Schlusspunkt setzt und die Spaltung in Höherentwickeltes und Nichtentwickeltes das Ende dieser Metamorphose darstellt?

Im eigentlichen Sinne ist das Caput mortuum der unbrauchbare Rest, der nach der Destillation flüchtiger Substanzen zurückbleibt. Da dies in der überlieferten Alchemie jedoch meist nicht der abschließende Prozess des Werkes ist, zeigt sich die hier zu beschreibende Problematik in der alchemistischen Tradition nicht. Eine zusätzliche Schwierigkeit allerdings ergibt sich durch die Tatsache, dass in der Überlieferung das Caput mortuum auch entstehen kann, wenn das alchemistische Opus misslingt. In diesem Sinne wäre die Herstellung spagyrischer Pflanzenessenzen nach der hier beschriebenen Methode ein Irrweg, da das Caput mortuum am Ende das Fehlschlagen der ganzen Operation anzeigt. Im Zusammenhang mit dem Prozess zur Gewinnung von Spagyrik-Essenzen verlangt die Abscheidung des Caput mortuum als letzte Handlung somit eine eingehende Deutung. Diese muss nachvollziehbar sein und in das theoretische Modell sicher eingeordnet werden können. Vielleicht bringt uns hier ein Bild aus der Natur weiter als jedes abstrakte Nachdenken.

__ Die Kirsche und ihr Stein

Der Frühling treibt den Kirschbaum in die Blüte. Für kurze Zeit erfreut er uns mit seinem zartfarbigen Anblick. Dann vertrocknen die Blütenblätter und fallen ab. Zurück bleiben unscheinbare Fruchtknoten. Diese verwandeln sich in den nächsten Wochen in rote Kirschen. Die Blüte ist zur Frucht geworden. Wir können in diesem Ablauf Ähnlichkeiten zum spagyrischen Prozess erkennen. Ein alter Zustand löst sich auf (als Blüte) und wird auf einer anderen Ebene neu geschaffen (als Frucht). Die Kirschfrucht hat ganz andere Qualitäten als die Kirschblüte. Sie ist essbar und nährt. Alles an ihr? Nein. Die Kirsche hat einen Stein. Er ist ungenießbar, umschließt aber den Samen.

Die Kirsche – in der Analogie zum spagyrischen Prozess entspricht sie der Quintessenz der Kirschblüte – enthält etwas nicht Genießbares und doch ungemein Wichtiges. Wichtig nicht für die Frucht selbst, aber wichtig für den Prozess der Weiterentwicklung durch Fortpflanzung. Der Stein in der Frucht ist nicht fähig zu nähren, hat also diese Stufe der Kirsche nicht erreicht – und soll es auch gar nicht. Um die Kirsche essbar zu machen, muss sie entsteint werden. Kirschkuchen, Kirschkompott, Kirschmarmelade, – sie alle verlangen immer entsteinte Kirschen. Wir können den Stein in der Kirsche mit dem Caput mortuum im Konjugat von Destillat und Asche während der Conjunctio vergleichen. Auch es muss von seinem „Stein" befreit werden. Das Caput mortuum hat zwar nicht die höhere Stufe der Quintessenz erreicht, aber vielleicht dient es ja einer anderen Aufgabe.

Das Caput mortuum wird abgeschieden, getrocknet und wieder in den Kreislauf der Natur zurückgebracht. Damit nimmt es wieder Teil am Aufbau neuer Formen und Strukturen unserer realen Welt. So lässt sich im „Licht der Natur" erkennen, dass der Prozess hin zur spagyrischen Pflanzenessenz durchaus sinnvoll ist, so wie er abläuft.

Dass sich im spagyrischen Prozess am Schluss das Caput mortuum bildet, das nicht mehr in die fertige Essenz integriert werden kann, ist jedoch tatsächlich auch als ein Misslingen zu interpretieren. Dies durch philosophische Gedankenakrobatik umdeuten zu wollen, wäre unredlich. In Anbetracht des Anspruches, den der spagyrische Weg hin zur Quintessenz erhebt, ist es ein Scheitern und bleibt es. Vertreter einer strengen alchemistischen Orthodoxie mögen dies als Eingeständnis eines „pseudospagyrischen Irrtums" werten und den ganzen Prozess verwerfen wollen. Aber auch dies wäre zu oberflächlich geurteilt. Denn Scheitern ist nicht nur Makel. Im Scheitern kann Sinn liegen – mitunter ein tieferer als im Gelingen.

__ Die Zwangsjacke Erfolg

Die von der kleinen Conjunctio geprägte moderne Welt kennt mehrere goldene Kälber, um die sie tanzt. Geld ist nur eines von ihnen. Alles, was den Menschen im „Haben-Modus" funktionieren lässt, ist so ein trügerischer Götze. Dazu zählt zunehmend auch der Zwang zum Erfolg. Ohne Erfolg kein Glück, weder im Beruflichen noch im Privaten. Der Kompass des modernen Menschen ist streng in Richtung Erfolg ausgerichtet. Links und rechts der Kompassnadel lauern die Dämonen des Erfolgsfanatikers: Scheitern, Niederlage und Verlust. Wer das Ziel auch nur um ein paar Grad verfehlt, landet in einem Niemandsland: niemand klopft ihm anerkennend auf die Schulter, niemand bewundert und lobt ihn, niemand liebt ihn.

Der Zwang, immer ins Schwarze der Zielscheibe treffen zu müssen, erzeugt Angst vor dem Scheitern. Und Angst vor dem Scheitern führt zum Verdrängen des Scheiterns. Man will den Erfolg und nicht das Scheitern. Deshalb fokussiert man sich ausschließlich auf den Erfolg und blendet das Scheitern konsequent aus. Wer nur im rechten Sinne positiv zu denken gelernt hat, dem kann alles gelingen, der kann alles haben, dem erfüllen sich alle Wünsche, dem dient schließlich das ganze Universum als spiritueller Versandshop: die Blüten, die die kleine Conjunctio am modernen Baum der Versuchung treibt, werden immer verlockend abstruser.

Dieses Verdrängen hat System. Es findet sich überall, ob in der Politik, im Wirtschaftsleben, in der Wissenschaft, in der Religion, in der Mainstream-Esoterik. Auch die Medizin ist von ihr nicht ausgenommen. Dabei muss gerade die Medizin eingestehen, dass sie letztlich immer scheitert. Irgendwann muss jede therapeutische

Intervention misslingen, dann, wenn es bei einem Menschen ans Sterben geht. An Leichenschau und Totenschein klebt aber für jeden Mediziner der Modergeruch des Scheiterns. Da stürzt man sich doch lieber auf die neuesten Erfolgsstorys aus Neurochirurgie, Genetik oder Radiologie. In der Alternativmedizin ist es nicht viel anders. Scheitern eines naturheilkundlichen Ansatzes ist genauso unbequem wie das der Schulmedizin. Hier wie dort sucht man Schutz vor dem Scheitern im Wissen: noch mehr Seminare werden besucht, noch mehr Therapien gelernt, noch mehr Kompetenzbefähigung angeeignet. Manch ein Therapeut glaubt, je größer die Liste seiner Diagnose- und Therapieverfahren ist, die er auf dem Praxisflyer abdrucken kann, desto gefeiter ist er vor dem therapeutischen Scheitern. Doch immer wieder muss er im Alltag die schmerzliche Erfahrung machen, dass, so sehr er sich auch redlich bemüht, der Igel schon vor dem Hasen am Ziel ist.

__ Der Sinn im Scheitern

Scheitern gehört zum Leben, doch wir machen ein Tabu daraus. Man will uns weismachen, wenn wir Scheitern aus unserem Bewusstsein eliminieren könnten, würden wir ihm entrinnen. Doch das ist eine Illusion. Wer die Möglichkeit der Niederlage ausblendet, geht in ihr unter, wenn sie eintritt. Und sie trifft uns in irgendeiner Weise immer. Wenn dem so ist, dann wäre es sinnvoll, dem Scheitern anders zu begegnen als mit Abwehr und Verdrängung. Doch das ist nicht leicht, denn es verlangt den Kampf gegen den Zeitgeist: *„Der Kampf ist ganz gewiss kein leichter, denn er muss vor allem gegen die zensierten Gefühle bestanden werden, die in unserer Kultur auch dann noch nach Coolness rufen, wenn das Herz nur noch aus Tränen besteht."* (Eurich).

Doch nüchtern betrachtet ist es gar nicht so abwegig, im Scheitern das Positive zumindest zu erahnen. Ein „Dauergelingen" macht träge und lässt einen in trügerischer Sicherheit wähnen. Wem ständig gebratene Tauben in den Mund fliegen, ist ziemlich weit weg von aktiver Lebensbewältigung. Wer aber das „Auf-die-Nase-Fallen" als Impuls versteht, immer wieder aufzustehen und den Weg weiterzugehen (wenn vielleicht auch in eine andere Richtung), hat mehr Chancen am Ziel seines Lebensplanes anzukommen als der beständig Erfolgsverwöhnte. Er darf nur nicht in Depression und Verzweiflung verfallen und liegenbleiben. Aber gerade das wird ihm in unserer erfolgsausgerichteten Gesellschaft nicht leicht gemacht.

Die Leid-Verhinderungsstrategie der heutigen Zeit muss in eine Leid-Überwindungsstrategie verwandelt werden. Dies ist aber nur durch Akzeptanz möglich. Wer das Scheitern annimmt, ihm ins Auge blickt, der erst wird es überwinden können. Das ist etwas anderes als eine masochistische Sehnsucht nach dem Schmerz oder ein lethargisches Überlassen an die Not. Es ist ein aktives Erdulden. Das ist kein Widerspruch, weil bewusstes Aushalten von Leidvollem eine aktive Entscheidung des Geistes ist, während man in Masochismus und Lethargie das Schmerzvolle passiv über sich ergehen lässt. Aktives Erdulden hat ein Ziel. Es soll das Leidvolle schließlich überwinden. Nur wer die Nacht bewusst aushält, kann den neuen Morgen wirklich würdigen – und ist ihm würdig:

„In dieser Nacht findet das Unvollendete der Schöpfung, finden ihre oft tragischen Brüche einen Platz ... So bereitet sich das Neue vor. So verwandelt sich das Gebrochene in der Schöpfung, verwandelt sich das jederzeit mögliche Tragische als Evolution und Fortschritt, als die Fruchtbarkeit bewältigter und überlebter Niederlagen. So führt die Verzweiflung, in der ja „zwei" steckt und damit Spaltung, in die Einsicht und Erfahrung der Ganzheit, der im Letzen immer vorhandenen Einheit als dem Ungetrennten. Jetzt wartet nur noch eine Anforderung an den Menschen, der sich bis hierhin durchgehäutet hat: Dankbarkeit." (Eurich)

_ Scheitern im spagyrischen Prozess

Die Vereinigung von Asche und Destillat in der Conjunctio endet mit dem Abtrennen der unlöslichen Salze. Mit dem Erscheinen dieses Caput mortuum ist das Scheitern einer alchemistischen Illusion besiegelt, welche die Pflanze *voll-*

ständig und *vollkommen* verwandeln will. Die spagyrische Pflanzenessenz ist damit keine makellose Quintessenz, wie sie der Alchemist als Ziel seines Werkes anstrebt. Sie hat einen dunklen Fleck auf ihrem sonst schneeweißen Kleid. Es ist dies ihre chironische Wunde, der Makel der Unheilbarkeit. Und zu dieser Unvollkommenheit in ihrem Wesen steht sie. Sie opfert sie eines höheren Ziels wegen, so wie der Kentaur Chiron seine Unsterblichkeit und Göttlichkeit opferte, um den Prometheus zu erlösen.

Im Mythos von Chiron, dem verwundeten Heiler, zeigen sich wichtige Parallelen zum Bild der Quintessenz in der lebenskundlichen Spagyrik. Als Sohn des Kronos und der Nymphe Philyra war er von halbgöttlichem Wesen und unsterblich. Von den Eltern jedoch verstoßen, wurde Chiron durch den Sonnengott Apollon und die Mondgöttin Artemis erzogen und in den Künsten des Kriegführens (= Spao) und des Heilens (= Ageiro) unterrichtet. Als Kentaur aber halb Pferd, halb Mensch ist Chiron eine unvollkommene Vereinigung. Tierisches (Materie) und Menschliches (Geist) stehen noch nebeneinander und sind nicht zu etwas völlig Neuem verschmolzen. Nach einer langwierigen und erfolglosen Suche nach Heilung akzeptiert Chiron die Unvollkommenheit schließlich. Und dieses Annehmen des Makels lässt ihn zum großen Weisen und Heiler werden und zum Lehrer vieler griechischer Helden, wie Jason, Achilles, Herakles und Asklepios.

Im Chiron-Mythos wird der Kentaur versehentlich von einem vergifteten Peil des Herakles getroffen. Durch seine Unsterblichkeit konnte Chiron aber an der Wunde nicht sterben. Heilen konnte er sie jedoch auch nicht, obwohl er in die Heilkunst eingeweiht war. So trug Chiron die Wunde des eigenen Scheiterns sein Leben lang mit sich. Diese unheilbare Wunde lässt sich als ein äußeres Symbol für die eigentliche innere Wunde deuten, die Chiron seit seiner Geburt in sich trug: Weil er in seiner Gestalt tierische und menschliche Züge hatte, göttlich und doch verwundet war, verstießen ihn seine Eltern. Aus der Gemeinschaft mit Kronos und Philyra wurde er verbannt (= Solve), fand aber eine neue auf einer höheren Stufe mit den Göttern der Sonne und des Mondes (= Coagula). Sie akzeptierten Chirons Unvollkommenheit und beschenkten ihn mit großem Wissen und der Kraft des Heilens. Den Makel seiner Gestalt aber rührten sie nicht an, weshalb sie die Qualität einer unheilbaren Wunde bekam.

Erlösung brachte Chiron erst der letzte und größte Heilungsakt, den er vollbrachte, indem er auf seine Göttlichkeit verzichtete, somit ein Sterblicher wurde und die Wunde ihn letztlich umbrachte. Er hat dies nicht in suizidaler Absicht getan, weil das Leben ihm unerträglich wurde. Er tat es, um den Prometheus zu heilen und von seiner ewigen Qual zu befreien, am Felsen angekettet zu bleiben und Tag für Tag vom Adler des Zeus die Leber aus dem Leib gehackt zu bekommen. Chiron starb, fuhr hinab in die Unterwelt des Hades und wurde für seine Tat schließlich von Zeus in den Götterhimmel aufgenommen.

Die Deutung des spagyrischen Prozesses in der lebenskundlichen Spagyrik ist von vielen Analogien durchzogen. Die letzte und vielleicht tiefste ist die zu Chiron, dem verwundeten Heiler. Sie unterscheidet die lebenskundliche Spagyrik von allen anderen Formen alchemistischer Heilkunst, denn sie verneint das Scheitern weder, noch verdrängt sie es. Sie sagt ganz bewusst Ja zur stets präsenten Möglichkeit des Misslingens im Leben indem sie akzeptiert, dass es die reine, absolute Quintessenz in der Welt, in der wir leben, gar nicht geben *kann* – aller anderslautenden Meinungen noch so berühmter Alchemisten der alten Zeit zum Trotz. Der Stachel der Unvollkommenheit ist es, der letztlich Ansporn ist, sich dem Leben und all seinen Höhen und Tiefen zu stellen. Ohne diesen Stachel gibt es keine wahrhafte und ganzheitliche Heilung. Dies kann als die *„Metaphysik des Scheiterns"* (Fritsche) angesehen werden.

Indem der spagyrische Prozess das Unerlöste der Pflanze in die Natur zurückgibt, regt es diese dazu an, in einem neuen Anlauf dem Pflanzenwesen wieder Form und Gestalt zu geben. Und dann steht sie wieder da, die Melisse im Garten, die Schafgarbe am Wegrand, die Kastanie im Park. Oder die Kirsche vor dem Haus, die aus einem ausgespuckten Stein Baum wurde.

Die Kreation von Wirkbildern

Jede Spagyrik-Essenz, die den hier beschriebenen Weg von der Pflanze zur Quintessenz gegangen ist, trägt die Potenziale aller vier Prozessschritte in sich und kann zur Hilfe werden, wenn ein Mensch den jeweiligen Schattenthemen begegnet. Die von diesen Schritten angesprochenen Themen prägen somit alle spagyrischen Pflanzenessenzen. Daher verfügt jede Essenz über eine breite aber einheitliche Grundwirkung. Natürlich stellt sich hier die Frage, wo die individuellen Wirkeffekte der einzelnen Essenzen liegen. Solche müssen vorhanden sein, sonst würden alle Spagyrik-Essenzen die gleiche Wirkung haben.

Das Wirkbild einer spagyrischen Pflanzenessenz wird einerseits durch den Prozess der Herstellung geprägt. Da dieser für alle Essenzen gleich ist, könnte man diesen Aspekt des Wirkbildes als einen kollektiven bezeichnen. Dieser „Kollektiv-Aspekt" ist die Summe der lebenskundlichen Zuordnungen aller vier Prozessschritte, wie sie in den jeweiligen Übersichten kurz zusammengefasst sind. So hat jede Spagyrik-Essenz beispielsweise einen Bezug zum Thema Angst über den Schatten des Putrefactio-Stadiums oder zum Thema Aggression über jenen des Calcinatio-Stadiums des Prozesses. Wie sich diese Themen jedoch konkret bei den Problemen eines Menschen zeigen, gehört zum Bereich des individuellen Wirkaspektes, der von der jeweiligen Pflanze selbst beigesteuert wird.

Der „Individual-Aspekt" des Wirkbildes entstammt dem Wesen der Pflanze. Dieses ist natürlich bei einer Brennnessel ein ganz anderes als bei einer Rose und bei der Mistel wieder anders als bei der Pfefferminze. Im Gegensatz zur traditionellen Spagyrik aber sucht man in der lebenskundlichen Spagyrik nicht nur nach den üblichen und lange bekannten Heilkräften sondern in erster Linie nach Symbolen, die das Innere der Pflanze widerspiegeln. Diese können aus der Signatur der Pflanze stammen (ihrem Aussehen und ihren Eigenheiten also) oder aus der an Zuordnungen reichen Pflanzensymbolik. Auch Erkenntnisse aus homöopathischen Arzneiprüfungen oder Wirkeigenschaften aus der Aromatherapie eignen sich, um als Elemente herangezogen zu werden, den individuellen Wirkaspekt einer Spagyrik-Essenz zu beschreiben. Das Individuelle im Wirkbild (aus dem Pflanzenwesen) bekommt durch dessen Kollektives (aus dem spagyrischen Prozess) eine besondere Prägung, was diese Bilder einzigartig machen. Am Beispiel des Granatapfels lässt sich dies aufzeigen:

Der Granatapfel (Punica granatum) hat eine hohe Symbolkraft. Seit Jahrtausenden steht er u.a. für Zeugungs- und Empfängniskraft, was durch die Signatur des Apfels deutlich unterstrichen wird. Der Granatapfel als Ausgangssubstanz steht für die alte Ordnung einer hohen Reproduktionsfähigkeit auf körperlicher Ebene. Als Spagyrik-Essenz soll er nun eine neue Ordnung erklimmen, auf der Zeugung und Empfängnis eine subtilere und geistigere Natur bekommen. Wird ein Granatapfel durch den spagyrischen Prozess geführt, so durchläuft auch die ihm zugeordnete Symbolik eine Metamorphose und kommt mit Potenzialen und Schattenthemen der vier Prozessschritte in Berührung. Genau dies kann auch einem Menschen geschehen, der seine Fortpflanzungsfähigkeit einbüßt, z.B. die Frau in den Wechseljahren.

In der Spagyrik-Essenz Punica granatum begegnet die Frau einem Thema, das ihr Leben belastet. Nun treten Essenz und Mensch in Resonanz. Und da die Quintessenz des Granatapfels eine verfeinerte Form des Schöpferischen symbolisiert, kann die Frau in dieser höheren Frequenz mitschwingen und sich im Sinne einer geistigen Kreativität so entwickeln, wie es ihrem Lebensziel entspricht.

Nach diesem Muster können jeder Pflanze Lebensthemen zugeordnet werden. So entstehen Wirkmuster, die von den üblichen Krankheitsbildern weg und hin zu Lebensbildern führen, die den Weg des Einzelnen prägen.

Vom Rückblick zum Ausblick

Die Faszination, die für immer mehr Menschen von der Spagyrik ausgeht, mag ihren Grund darin haben, dass sie mit einer sehr alten Tradition aufwarten kann, die bis zu den Mysterien des antiken Ägypten und ihren Einweihungen zurückreicht. Manche lassen sich auch von esoterischen Ideen begeistern, die in der heutigen Zeit gerade „in" sind, und die man der Spagyrik angeheftet hat, ohne dass sie jemals einen Bezug zur Heilkunst der Alchemie hatten. Von all diesen Dingen, die die Spagyrik für die Menschen so interessant macht, war hier nicht die Rede. Nicht, weil sie etwa für falsch befunden würden, sondern weil all diese Ansätze für eine Zeit richtig und zutreffend waren, die es heute zu überwinden gilt.

Vieles aus Okkultismus, Magie und Esoterik, das für die Spagyrik scheinbar eine unumstößliche Basis darstellt, ist ebenso eine geistige Einseitigkeit wie der seelenlose Materialismus, der noch immer unsere wissenschaftliche Kultur prägt. Spagyrik rein vom Magisch-esoterischen her zu deuten heißt, sie einseitig zu interpretieren. Wer aber die Grundlagen der Spagyrik aus einer Einseitigkeit heraus erklären will, die für eine zu Ende gehende Ära des menschlichen Bewusstseins steht, der hält sie im Alten gefangen. Ein Platz im neuen Zeitalter wird sie so aber kaum einnehmen können.

Dennoch – eine „neue Wahrheit" soll hier nicht vermittelt werden. Die in diesen Zeilen niedergelegten Gedanken nehmen nicht für sich in Anspruch, die Spagyrik neu erfinden zu wollen. Sie sollen die alchemistische Heilkunst von Denkansätzen her beleuchten, die weder in der Antike noch im Mittelalter – ja oftmals nicht einmal vor einigen Jahrzehnten – möglich waren. Erklärungsmodelle sind an die jeweilige Bewusstseinsstufe des menschlichen Geistes gebunden. Daher waren die alten Ideen, von denen die vergilbten Bücher der Alchemisten sprechen, für ihre Zeit zutreffend, können es für heute jedoch nicht mehr sein – und für morgen erst recht nicht. Wenn aber eingewendet werden sollte, hier würde ja nur von „Erklärungsmodellen" geredet, in den Einweihungsschriften der Alchemie jedoch von „Wahrheiten", der sei an Hermes Trismegistos erinnert und den Corpus hermeticum in dem es heißt: *„Alle Wahrheiten sind nur halbe Wahrheiten ..."*

Wie die spagyrische Essenz, so hat auch dieses Büchlein einen Makel, den es nicht verbergen will. Es spricht zum großen Teil nur von einer geistigen Idee, einer Theorie also. Der praktische Ansatz, der daraus folgen sollte, wird nur vage angedeutet. Gerade für die Praxis werfen die dargestellten Gedanken jedoch wichtige Fragen auf: In welcher Beziehung stehen die pflanzlichen Spagyrik-Essenzen, die auf dem hier beschriebenen Weg hergestellt werden, zu den anderen spagyrischen Arzneimitteln? Ist eine spagyrische Essenz aus dem Thymian besser hustenreizstillend als ein anderes spagyrisches Thymianpräparat? Wie werden die Essenzen im Einzelfall konkret ausgewählt und wie angewendet?

So wie jedes spagyrische Arzneisystem sein eigenes Ziel verfolgt, tut dies auch dieses Buch. Eine Praxis muss sich aus einer Idee heraus entwickeln. Ohne Verbindung zu einer geistigen Grundlage schwimmt man in der praktischen Arbeit – oder ist abhängig von Vorgaben von außen, die man nur brav nachmacht, ohne sie von ihrem Hintergrund her verstanden haben zu müssen. Gerade das letzte kommt leider allzu häufig vor. Man klebt an den Lippen charismatischer Menschen, nimmt deren Vorstellungen kritiklos auf und versucht sie in der Praxis umzusetzen. Dieser Weg soll in der lebenskundlichen Spagyrik vermieden werden. Nur wer den geistigen Hintergrund verstanden hat, sich von ihm überzeugen und vielleicht auch begeistern ließ, sollte die Essenzen auch in lebenskundlichem Sinne einsetzen. Deshalb steht die geistige Idee am Anfang und ist Mittelpunkt dieses Buches. Aber die Praxis muss folgen – was sie auch in späteren Veröffentlichungen wird.

Erste Hinweise auf eine Spagyrik mit einem lebenskundlichen Ansatz finden sich im Buch *„Die Blumen des Propheten"*. Hier werden erstmals spagyrische Pflanzenessenzen mit wichtigen Lebensthemen des Menschen in Verbindung gebracht, z.B. Laurus nobilis (Lorbeer) mit dem Selbstwertgefühl, Citrus limon (Zitrone) mit Freiheit, Tilia (Linde) mit Freundschaft oder Rosa damascena (Damaszener Rose) mit Liebe. Es geht dabei aber nicht nur um die spagyrische Essenz, es geht auch um das poetische Wort. Die Essenzen und ihre Themen werden spirituellen Texten des Dichters Khalil Gibran *(„Der Prophet")* zugeordnet und im Zusammenhang gedeutet. Für den menschlichen Geist ist das Wort von zentraler Bedeutung. Soll sich auf geistiger Ebene etwas verändern, hat das Wort eine nicht zu unterschätzende Macht. Verbinden sich in der Anwendung Wort und Essenz, können die Veränderungen auf geistiger Ebene tiefgreifender sein.

Wer nach allgemeinen Grundinformationen zu spagyrischen Pflanzenessenzen sucht, findet in *„Die Kraft des Phönix"* eine Einführung in das Gebiet aus traditioneller Sicht mit naturphilosophischem und naturheilkundlichem Hintergrund. Dort gibt es ausführliche Hinweise zur praktischen Anwendung und eine Beschreibung zahlreicher Einzelessenzen mit Krankheitsregister.

Wer Spagyrik als Heilkunst anwendet, muss das alchemistische „Solve et Coagula" verinnerlicht haben, sei es in der hier vorgestellten Weise oder in einer anderen. Er muss verinnerlicht haben, dass am Anfang seines Tuns ein Lösen steht, ein Aufmachen, ein mutiges Öffnen. Das betrifft in erster Linie ihn (und natürlich auch sie) selbst. Das kann manchmal auch heißen, ein verkrustetes Denken zu hinterfragen, geistige Scheuklappen abzustreifen und in einem befreienden „Coagula" zu neuen Einsichten und Erkenntnissen zu gelangen. Wer an Leib und Seele kranke Menschen zu einer ganzheitlichen Verwandlung führen und begleiten will, der muss selbst wissen, was es heißt, sich aus Altem zu lösen und Neuem zu begegnen. Und wer auf diesem Weg das eigene Scheitern kennengelernt hat und um das Misslingen und seine Bedeutung weiß, für den bietet sich die lebenskundliche Spagyrik als eine wertvolle Heilmethode an – eine, die nicht mit ihrer Macht über die Krankheit prahlt, sich nicht im Glanz verblichener Meister sonnt und nicht geistige Kräfte zu steuern und zu lenken vorgibt – sondern eine, die (wie einst Chiron) nur eines will: etwas Größerem dienen.

Der Autor

Hans-Josef Fritschi, (geb. 1958) stieß während seiner Ausbildung zum Heilpraktiker im Jahre 1979 auf die Spagyrik. Seither beschäftigt er sich mit den theoretischen Hintergründen sowie der medizinischen Anwendung in Praxis und Lehre. Durch seine Tätigkeit als Übungsleiter für Autogenes Training kam er in Kontakt mit den psychischen und psychosomatischen Hintergründen von Krankheitsbildern und befasste sich mit den Ideen von C.G. Jung, Erich Neumann, Viktor Frankl u.a. sowie der Verbindung dieser Erkenntnisse zu spirituellen Überlieferungen und der Alchemie. Zudem erkannte er Verbindungen zu Quantenphysik und der ihr zugrunde liegenden Quantenphilosophie. Gleichzeitig fand er in der Poesie verwandte Ansätze, z.B. bei Khalil Gibran. Aus diesen Erkenntnissen heraus entwickelte er eine eigene Form der Anwendung von pflanzlichen Spagyrik-Essenzen, die er als *„lebenskundliche Spagyrik"* bezeichnet.

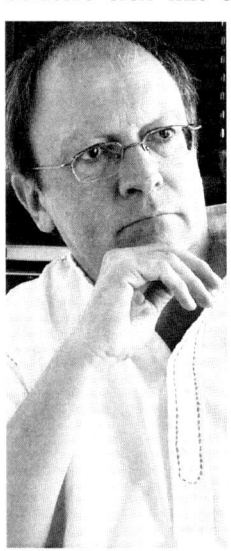

Literatur

Cler, Olivier:
- *Innen stark und außen ganz weich – Was uns die Weisheit der Natur über das Leben lehrt, Piper-Verlag, 2009*

Devillard, Anne:
- *Heilung aus der Mitte – Werde der, der du bist, Driediger-Verlag, 2009*

Dürr, Hans-Peter:
- *Geist, Kosmos und Physik – Gedanken über die Einheit des Lebens, Crotona-Verlag, 2010*

Edinger, Edward F.:
- *Der Weg der Seele – Der psychotherapeutische Prozess im Spiegel der Alchemie, Kösel-Verlag, 1990*

Eisenstein, Charles:
- *Die Renaissance der Menschheit – Über die große Krise unserer Zivilisation und die Geburt eines neuen Zeitalters, Scorpio-Verlag, 2012*

Eurich, Claus:
- *Die heilende Kraft des Scheiterns – Ein Weg zu Wachstum, Aufbruch und Erneuerung, Verlag Via Nova, 2006*

Fox, Matthew:
- *Vision vom kosmischen Christus – Aufbruch ins dritte Jahrtausend, Kreuz-Verlag, 1991*

Fritschi, Hans-Josef:
- *Die Kraft des Phönix – Heilen mit spagyrischen Pflanzenessenzen, BoD, 2011*

Fritschi, Hans-Josef:
- *Die Blumen des Propheten – Khalil Gibran, Poesie & Essenz, BoD, 2012*

Fromm, Erich:
- *Haben oder Sein – Die seelischen Grundlagen einer neuen Gesellschaft*, Deutscher Taschenbuch Verlag, 2005

Gebelein, Helmut:
- *Alchemie*, Eugen Diederichs Verlag, 1991

Kearney, Michael:
- *Schritte in ein ungewisses Land – Seelischer Schmerz, Tod und Heilung*, Herder-Verlag, 1997

Kriz, Jürgen:
- *Chaos, Angst und Ordnung – Wie wir unsere Lebenswelt gestalten*, Vandenhoeck & Ruprecht, 2011

Martens, Ekkehard:
- *Vom Staunen – oder: Die Rückkehr der Neugier*, Reclam-Verlag, 2003

Marti, Lorenz:
- *Eine Handvoll Sternenstaub – Was das Universum über das Glück des Daseins erzählt*, Kreuz-Verlag, 2012

Müller, Lutz / Knoll, Dieter:
 Ins Innere der Dinge schauen – Arbeit mit Symbolen in Alltag und Therapie, Patmos-Verlag, 1998

Neumann, Erich:
- *Mensch und Kultur im Übergang: Krise und Erneuerung; Tiefenpsychologie und neue Ethik*, Verlag Nordländer, 2009

Rippe, Olaf / Madejsky, Margret / Amann, Max / Ochsner, Patricia / Rätsch, Christian:
- *Paracelsusmedizin – Altes Wissen in der Heilkunst von heute*, AT-Verlag, 2001

Somé, Sobonfu, E.:
- *Vom Glück des Scheiterns – Wie wir durch Krisen und Verluste zu uns selbst finden*, Orlanda Frauenverlag, 2009

Weiss, Halko / Harrer, Michael E. / Dietz, Thomas:
- *Das Achtsamkeits-Übungsbuch*, Klett-Cotta, 2012

Whitmont, Edward, C.:
- *Die Alchemie des Heilens*, Burgdorf-Verlag, 1993

Zachmann, Werner:
- *Metaphysik des Scheiterns – Leben und Werk des Grenzgängers Herbert Fritsche*, 2011, www.herbert-fritsche.de

Weitere Titel von Hans-Josef Fritschi

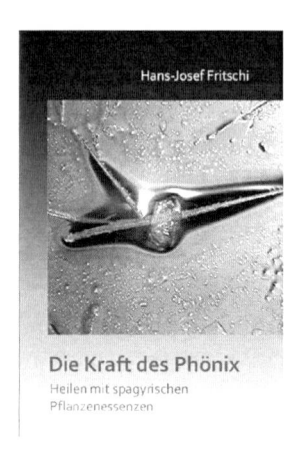

Die Kraft des Phönix

Heilen mit spagyrischen Pflanzenessenzen, 232 Seiten, BoD, € 18,95

Grundlagen zu Theorie und Praxis der Anwendung von Spagyrik-Essenzen :
- 24 ausführliche Wirkprofile
- 120 weitere Essenzen in Kurzbeschreibung
- Essenzen für die vier Temperamente
- Essenzen für über 130 medizinische Indikationen
- Hinweise zur praktischen Anwendung
- Antworten auf wichtige Fragen

Die Blumen des Propheten

Khalil Gibran – Poesie & Essenz,
92 Seiten, BoD, € 12,99

In diesem Buch werden spagyrische Essenzen erstmals in einem ganz neuen Kontext beleuchtet. Der Autor stellt ihnen zentrale Lebensthemen zur Seite und erläutert die Wirkung der Essenzen anhand poetischer Texte von Khalil Gibran, dem Schöpfer des legendären „Propheten". Der Leser erkennt die Verbindungen z.B. von Selbstwertgefühl mit Laurus nobilis, Freiheit mit Citrus limon oder Schuld mit Filipendula ulmaria. Dieser neue Zugang öffnet die Anwendung der Essenzen für die Lebenshilfe und psychologische Begleitung.

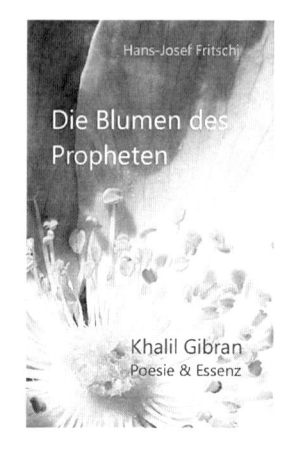

Degriesch

Die Reise zur Quelle der Weisheit, 114 Seiten, € 14,90, Verlagsallianz, erhältlich bei:
www.gryphon-online.de

Ein Wanderer gelangt auf seiner Reise in einen Wald, in dem er auf eine eigenartige Frau trifft, die hier als Einsiedlerin lebt. Im Gespräch erfährt er, dass in diesem Wald die Quelle der Weisheit zu finden sei. Neugierig fragt der Wanderer nach jenem geheimnisvollen Ort. Da wird er von der Frau eingeladen, sich mit ihr auf den Weg dorthin zu machen ...

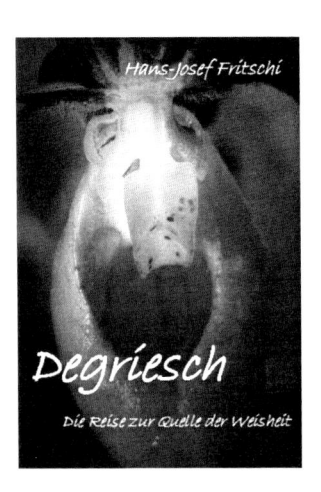

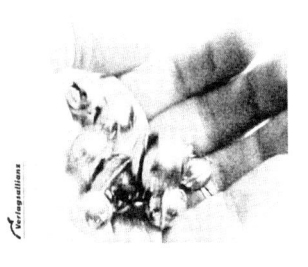

Nur eine Handvoll Narrheit

Wunderliche Geschichten zum Nachdenken, 144 Seiten, € 11,50, Verlagsallianz, erhältlich bei:
www.gryphon-online.de

Dieses Buch ist eine Sammlung von Parabeln, Märchen und Erzählungen, die das Hilfreiche einer „närrischen Sichtweise" auch in ernsten Lebenssituationen darstellen. „Narrheit" wird dabei nicht als fröhliche Ausgelassenheit betrachtet, sondern als eine besondere Form der „Andersartigkeit", aus der Lebensweisheit spricht. Die Texte sollen dazu anregen, unser herkömmliches Denken, Fühlen und Handeln zu hinterfragen, um auch dann, wenn einem „nicht zum Lachen ist", ein inneres Lächeln zu bewahren.

Vorankündigung

Die Essenz im Spiegel des Menschen
Grundzüge einer lebenskundlichen Spagyrik – Band 2

Der gesamte Herstellungsprozess spagyrischer Pflanzenessenzen ist eine Analogie zu zentralen Schöpfungs- und Evolutionsschritten in Natur und Mensch. Aber auch ihrer inneren Struktur nach, die sich anhand der Herkunft und Art der Inhaltsstoffe erkennen lässt, ist die Essenz ein Ebenbild des Menschen. In diesem Buch wird diese innere Verwandtschaft zwischen Mensch und Essenz detailliert vorgestellt. Damit kann das tiefere Verständnis der Spagyrik-Essenzen noch mehr reifen. Der Anwender erkennt klar und deutlich, wo die Essenzen im Menschen ansetzen und auf welcher Ebene ihre Hauptwirkung liegt.

Erscheint voraussichtlich im ersten Halbjahr 2013.

Leben mit der Quintessenz
Grundzüge einer lebenskundlichen Spagyrik – Band 3

Nach der umfassenden Beschreibung der geistigen Idee, die hinter der lebenskundlichen Spagyrik steckt, muss der Weg in die Praxis aufgezeigt werden. Dieses Buch widmet sich daher ausschließlich der praktischen Anwendung spagyrischer Pflanzenessenzen aus lebenskundlicher Sicht. Die Essenzen erscheinen dabei weniger als Arzneimittel im klassischen Sinn, denn als Lebensmittel im übertragenen Sinn. Wie sie in den Alltag integriert und zum treuen Begleiter jedes Menschen werden können, wird an zahlreichen Beispielen verdeutlicht.

Erscheint voraussichtlich im zweiten Halbjahr 2013.

www.spagyrikessenzen.de